U0342943

中 国
健康经济评论
2024

钟若愚　阮萌　刘沐芸◎主编

JOURNAL
OF CHINA HEALTH ECONOMY
REVIEW

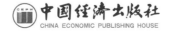

中国经济出版社
CHINA ECONOMIC PUBLISHING HOUSE

·北 京·

图书在版编目（CIP）数据

中国健康经济评论. 2024 / 钟若愚，阮萌，刘沐芸
主编. -- 北京：中国经济出版社，2024. 12. -- ISBN
978-7-5136-7982-4

Ⅰ. R1

中国国家版本馆 CIP 数据核字第 2024ET6933 号

责任编辑　丁　楠
责任印制　马小宾
封面设计　任燕飞设计工作室

出版发行　中国经济出版社
印 刷 者　北京富泰印刷有限责任公司
经 销 者　各地新华书店
开 　 本　710mm×1000mm　1/16
印 　 张　14.25
字 　 数　220 千字
版 　 次　2024 年 12 月第 1 版
印 　 次　2024 年 12 月第 1 次
定 　 价　78.00 元
广告经营许可证　京西工商广字第 8179 号

中国经济出版社 网址 http://epc.sinopec.com/epc/ **社址** 北京市东城区安定门外大街 58 号 **邮编** 100011
本版图书如存在印装质量问题，请与本社销售中心联系调换（联系电话：010-57512564）

主　　编　钟若愚　阮　萌　刘沐芸

副　主　编　何渊源　任雪荻　汪云兴

编　　委　（姓氏笔画排序）

刘沐芸　刘兴贺　任雪荻　阮　萌

许冰洁　李亦楠　何渊源　汪云兴

邢赵婷　钟若愚　郝婉婷　郭丽娜

徐翌钦　黄文宇

支持单位

深圳市应用经济研究会

细胞产业关键共性技术国家工程研究中心

综合开发研究院（中国·深圳）公共经济研究所

深圳大学人口研究所

走向未来的现代健康经济

钟若愚　阮　萌

一、健康与经济学

健康的概念有着丰富深蕴的内涵，它不仅是指没有疾病，而且是一种身体上、精神上和社会上的完全良好状态，是生命存在的一种"好"的状态——身心愉悦的状态。健康的内容包括身体健康，也包括心理健康和心灵健康等。现代健康的新趋势已经扩展至生活质量、品位以及跨期的个人健康选择决策，健康已是一种"积极的生活方式"。

健康被纳入经济分析框架，始于 20 世纪 60 年代 Schultz（1961）所界定的人力资本概念（体现在人身上的知识、技能及健康的总和）。健康经济学奠基于 Arrow（1963）的经典论文，论文从健康医疗服务的不确定性和信息不对称出发，深入探讨了医疗卫生服务产业中相关经济学研究的特殊性。Grossman（1972）用健康资本、健康需求解释健康的影响因素，开启了作为行为科学的健康经济学研究领域。此后，健康经济学的发展以研究健康政策、健康服务以及个体健康行为为主。随着行为经济学和社会学的理论与方法越来越多地应用到健康经济行为分析，健康经济学研究领域在动态扩展中不断延伸，并涉及自然环境、社会因素以及个人保健等诸多范畴。

Fogel（1994，AER）研究英国 1780—1979 年的历史得出，提高个人健康水平所带来的生产力提高能解释英国人均收入增长 50% 的原因，也就是说，Fogel 的结论是，这 200 年间英国全要素生产率的提高主要得益于健康和营养对经济的促进作用。Arora（2001）通过对发达国家近 200 年的历史数据进行回归分析，得出结论：健康对经济增长的贡献达到 30%~40%。

健康不仅关乎经济增长问题，更关乎民生幸福。芝加哥大学的奚恺元教授（2008）在论述中国经济发展与幸福提升时说：人们幸福与否很大程度上取决于很多和财富无关的因素。经济越发展，非物质因素对幸福的影响就越大，如人们的健康。

二、健康产业的发展

健康产业是一个内涵丰富的产业，它面向人的生、老、病、死等全生命周期，覆盖生活方式、饮食习惯、生态环境、心理因素、家族遗传等方面，是为人民群众提供与健康直接或密切相关的产品和服务的集合，具备了综合性强、科技含量高、市场规模大、与民生福祉密切相关等特征。随着医学模式逐渐由原来的疾病医学（单纯疾病治疗模式）向健康医学（预防、保健、治疗、康复相结合的模式）转变，健康产业也向多元化方向发展并成为未来最具潜力的朝阳产业之一。从产业特征来看，健康产业既是公共民生产业，与公共民生、居民消费直接相关，又是可持续发展的低碳产业和前景不可限量的朝阳产业。它是继传统优势产业、金融物流业、互联网产业之后，又一个能有效拉动需求、优化产业结构、促进经济发展方式转变的经济增长点。

世界各国对健康产业发展高度重视，有影响力的国家均从国家层面抓紧制定和实施"国家健康促进"的行动规划。美国卫生部（HHS）2010年12月启动的健康促进和疾病预防议程，是在其前三个"健康人民"（*Healthy People*）十年规划评估基础上开始实施的 *Healthy People* 2020 规划。*Healthy People* 2010 和 *Healthy People* 2020 均将消除健康不平等、提高生活质量和增加健康的寿命列为首要目标。欧盟的健康战略规划（EU Health Programme）始于2003年，"欧盟健康计划（2014—2020）"是其第三个健康战略。日本于1978年实施"国民健康促进计划（1978—1988）"，正在实施的"健康日本2035"是其第四个国家健康战略。在中国，2015年，"健康中国建设正式纳入国家战略"，党的十八届五中全会首次明确提出"健康中国"的任务和理念；2016年10月，发布《"健康中国2030"规划纲要》；2020年，党的十九届五中全会提出"全面推进健康中国建设"的任务。

在行业发展和企业层面，涉及健康产业的投资并购近年来日益活跃，健康产业中细分的新兴行业、新的消费模式和商业模式也不断涌现。基于互联网的健康管理和个性化的健康服务迅速成长，如成立于 2006 年的个人基因技术公司 23 and Me，2008 年就开始向欧洲和加拿大市场推出个人网络基因检测服务。从纽约证券交易所、伦敦证券交易所、纳斯达克证券交易所新上市企业情况来看，健康产业的企业涉及基因检测、干细胞存储和诊疗、母婴保健、影像诊断与放射治疗等新兴领域，提供了网络基因检测、远程健康管理、电子医疗档案等个性化健康服务，这也说明健康产业与生物技术、互联网信息技术等融合互动发展的趋势日益明显。

三、需求推动的快速发展

　　健康产业的快速发展，与新一代信息技术、互联网技术和生物技术不断进展有关。正是医疗健康技术的进展，为健康产品和服务的供给奠定了基础。不过，种类纷繁、日新月异的健康产品和服务，以及层出不穷的新兴细分行业和新型商业模式，还是源于人们收入水平提高后对更高层次健康生活品质的需求。

　　以健康管理行业的快速发展为例。健康管理服务不仅覆盖人们对健康需求的每个年龄段，从母婴健康管理、婚前孕前产前疾病筛查、中青年及特定人群的亚健康管理、健康心理咨询等，到居家养老、长期照护、精神慰藉、临终关怀；也涉及健康服务链上的每个环节，从健康体检、健康评估、健康档案管理到健康教育、健康促进、健康干预；还提供从居家、社区、工作场地等不同地点或任意地点，以医院诊疗、社区健康管理、远程居家监测、移动互联管理等不同方式提供的个体化健康服务。

　　正因为能有效满足不同人群对自身健康（包括生理健康、精神健康和心灵愉悦）的个性化需求，健康产业才成为各国最重要的支柱产业，近年来在中国更是快速发展。人们消费需求的关注点从物质满足和奢侈品消费向追求身心健康和生活品质转型升级，是推动中国健康产业持续快速发展的根本动力。

　　健康产业的长足发展将有效缓解健康需求快速增长与医疗资源供给不

足间的压力。解决中国卫生医疗体系不可承受之重难题的主要途径，是加快健康产业发展，推动医疗健康体制尽快实现以防治为主的"前移"和注重社区的"下移"，最终实现医疗健康体制由以"生病治病"为特征的医院治疗体系向以健康防线前移为特征的国民健康保障体制转型。当前实现民生幸福的关键点之一是，医保体制实现适应健康促进趋势的制度变迁，将健康体检和健康促进内容尽快纳入医保范围，从而最终缓解医疗压力，促进全体国民健康水平和生活品质提升。

这个过程中，不仅要重视生命科学、生物技术和信息技术的进展，更要结合中医传统文化的精髓。中医秉承"上工治未病"的理念，提倡预防为主，积累了养生、康复等丰富的保健手段和方法，既符合人类健康需求不断提高的要求，又将中医药的服务领域由医疗拓展到预防、养生、保健、康复等各个方面，从而与健康产业的多元化发展有效结合、相互促进。

四、走向未来的现代健康经济

人是目的。大哲学家康德有一段人们反复引用的语录，即"在目的国度中，人就是目的本身。没有人（甚至于神），可以把他单单用作手段，他自己永远是个目的"。"人是目的"这个重要结论成为著名的短语①。马克思更是鲜明地把"人"写在旗帜上。关于人的全面发展的经典阐释贯穿于《1844年经济学哲学手稿》《德意志意识形态》《经济学手稿》以及《资本论》等著作。在1848年的《共产党宣言》中提出："代替那存在着阶级和阶级对立的资产阶级旧社会的，将是这样一个联合体，在那里，每个人的自由发展是一切人的自由发展的条件。"

市场经济中人不仅是经济活动的主体，也是经济发展的受益者，人力资本尤其是健康人力资本也将随之成长。市场经济的魅力在于，认可在人的差异基础上不同个体的独特意义，并给予其各自发展的空间与机会，由此才使得个人价值实现方式日益显示出选择带来的丰富性。基于个体差异和个体健康选择的考量，同样为健康经济学的持续进展提供了广阔空间。

---

① 苏东斌，钟若愚. 我讲《国富论》[M]. 北京：中国经济出版社，2007：5.

随着人均国民收入的提高和闲暇时间的增加，为人们追求更高层次的需求提供了条件和可能，人们更加重视生活和生命质量以及自身的发展，会更多地把货币和时间用于健康管理、旅游休闲等活动，健康消费的比重将越来越大。健康、休闲之所以重要，是因为它与实现人作为终极目的的"自由"具有内在联系，也是国民自我价值实现的重要途径。

健康经济将是现代服务经济的核心支柱。经济服务化趋势形成有两个主要原因。一是社会专业化分工的日益泛化和深化，加上市场需求的不断增长和市场环境的日臻完善，使得原本内化在各产业当中、实行自我服务的生产者服务，逐渐外部化而形成各种独立的专业化产业；二是随着经济发展水平大幅提高，对物质产品的需求转变为对服务的巨大需求，带动消费者服务业日益兴起与充分发展。满足每个人、每个家庭日益增长的需求升级更为重要，因为"人是目的"。

服务业的产业功能也主要体现在两个层面。一个是服务制造业，激励制造业实现适应市场需求的创新，从而引导和改善有效供给。在实体经济困难的情况下，给工业企业提供中介和商务服务（包括企业战略咨询）、科技服务、信息服务以及各种能想象得到的生产性服务。社会化和市场化的服务业发展，还可以极大减轻政府在服务企业方面的压力。另一个是满足居民消费升级需求，满足人们对更高生活品质和个性化服务的需求。可见，现代服务业大发展和结构再调整，不仅是服务生产，也是服务人的需求和追求。健康经济的发展必须满足人们多层次、多元化需求，提供多样化的产品和服务，随着生命科学、生物技术、信息技术取得重大突破，健康经济新产品、新应用、新业态层出不穷，相对于健康产品，健康服务的含义更为重要。凡是能够给人提供"积极生活方式"的服务以及与服务相关的商业模式，都可以纳入"健康产业"。**从这个意义上说，健康经济的繁荣，将成为现代服务经济的核心支柱。**

健康经济的实践正推动理论研究不断探索。健康经济学方兴未艾，新的议题不断呈现，不妨略作列举如下。

着眼于消除健康不平等。健康不平等的决定性因素是不同人群在社会和经济地位上的差异，并非源于不同人群中基因或生物学上的差异。虽然已有不少学者研究了当前中国和各国的健康医疗系统，然而缺乏系统评估经济系统转型对健康不平等影响的研究。经济系统转型是改善了还是加剧了国民健康状况的不平等？医疗保障体制及其筹资机制是否匹配了个体对未来健康的追求？

One World, One Health（同一个世界，同一个健康）。"人类—动物—环境"密切相关，健康作为一种介于纯粹公共品与纯粹私人品之间的准公共品，需要协调人类、动物和环境健康众多行为者共同参与。外部性健康风险的分担与补偿，需要从"人—动物—生态系统"三个不同的层面着手推动健康治理共担。

新冠疫情大流行加速了"双循环"的实践进展，当我们关注到以县城为中心的县域公共卫生条件、环境和生态问题后，新型城镇化补短板强弱项也纳入了新型城镇化建设的重要内容，可以预见，这是与新基建同等重要的战略性考量，肇始于县域和城镇的持续长期建设将支撑未来中国的长期增长。公共卫生体系的构建是否足以应对未来老龄化及慢性病发展的挑战？县域公共卫生的短板到底有多大？等等。

健康教育在西方国家已经相当普及。由于社会经济发展阶段不同和健康教育观念不同等，我国的健康教育还相对滞后。高等院校的专业设置中很少涉及健康产业相关专业，社区、家庭、单位、社会机构以及福利机构等的健康教育也比较少见。如何在社区、家庭和幼儿园、学校、单位、社会机构及福利机构建立健康教育体系，推进和实施国民公共健康教育计划并动态评估改进其实施效果？

在个体健康促进的选择上，明确政府与市场的边界在健康经济议题中同样要引起重视。健康产业与健康事业相辅相成，与健康有关的产业、事业各有分野，但是在企业力量发育不足、健康服务有效供给不足的阶段，"事业"的名义不能"挤占"健康产业发育、发展的空间。公共部门在公共健康服务的供给和促进个体健康的选择方面，也可以尽量提高效率，多多考量如何通过购买健康服务等多样化的方式，引导、培育专业化、市场化、规范化运作的市场主体，避免政府有些时候办健康的"短视"行为，从而真正解决健康服务有效供给不足的难题。

编撰《中国健康经济评论2024》的初衷来自十多年前我们对健康产业的关注和持续跟踪，自2008年以来，深圳出现了多个聚焦生命健康经济的非营利性机构。2011 年、2012 年，我们开始编撰出版《深圳健康产业发展报告》，此后一直跟踪、关注并参与相关的规划、研究和探讨。《中国健康经济评论 2024》虽被各种原因耽搁，但得以成稿要感谢中国经济出版社的支持和编辑丁楠女士的耐心。希望《中国健康经济评论 2024》成为健康经济探讨的学术交流和分享平台，更希望"以观念改变观念"，让健康经济的理念和实践更好地为中国健康经济发展服务。

参 考 文 献

［1］ARORA S. Health，human and productivity，and longterm economic growth［J］. The Economic History，2001，61（2）：699–749.

［2］ARROW K. Uncertainty and the welfare economics of medical care［J］. American Economic Review，1963，53：941–973.

［3］BARBARA W. Health economics［A］//The new palgrave dictionary of economics：3rd Ed［M］. Landon：Palgrave Macmillan，2018：5696–5706.

［4］FOGEL，ROBERT W. Economic growth，population theory and physiology：the bearing of long–term processes on the making of economic policy［J］. American Economic Review，1994a，84（3）：369–395.

［5］GROSSMAN M. On the concept of health capital and the demand for health［J］. Journal of Political Economy，1972，80：223–255.

［6］National Center for Health Statistics. Healthy people 2010 final review［R］. Washington，DC：U. S. Government Printing Office，2012.

［7］徐程，尹庆双，刘国恩. 健康经济学研究新进展［J］. 经济学动态，2012(9).

［8］钟若愚. 发展生命健康产业与民生幸福［J］. 特区经济，2013(6).

［9］钟若愚，阮萌. 深圳健康产业发展报告 2012［M］. 北京：中国经济出版社，2013.

［10］钟若愚，阮萌. 中国健康经济评论 2020［M］. 北京：中国经济出版社，2021.

目录

「 Part 4　区域研究 」

「 Part 5　政策思考 」

Part 1 | 技术探讨

随着生命科学研究与生物技术发展不断取得突破，健康经济加速成长，深刻影响全球经济和人类生活。要抢占健康经济发展制高点，必须不断提升生命科学研究水平与生物技术创新能力，为人类面临的健康、粮食、环境等问题提供科学可行的解决方案。

● 探究大气污染对居民健康的影响，对我国环境治理具有典型意义。研究结果表明：我国居民健康水平存在显著空间自相关性，大气污染对居民健康水平具有显著负向影响，并呈现明显的负外部性。

● 最新研究显示，COVID-19大流行不仅抵消了部分人类社会过去2年在提高预期寿命方面所取得的成绩，还导致人均寿命缩短了1.6年。

● 生物技术的演绎进化正开辟一条全新的新药创制路径，但是需要我们基于疾病发生发展的生物学共性机制，配套相应的产业政策、监管和临床诊疗体系与其适配，更快地将有效的药物转化为临床诊疗新工具与新方法。

● 放射性药物被认为是一种具有良好疗效、安全性并且具有经济可及和物理可行的新型治疗方法，受到产业界与投资界的关注。未来要注重肿瘤特异性靶点研究平台建设、临床与转化平台搭建、放射化学技术改进、产业政策的配套等。

基于空间计量方法的大气污染对居民健康影响研究

任雪荻

（中共深圳市坪山区委党校）

摘要：探究大气污染对居民健康的影响，对我国环境治理具有典型意义。本文基于 2011—2022 年我国 31 个省、自治区、直辖市相关数据，构建宏观健康生产函数，利用空间自相关分析以及空间面板回归模型，实证研究大气污染对我国居民健康的影响。研究结果表明：我国居民健康水平存在显著空间自相关性，主要呈现"高—高""低—低"集聚态势；大气污染对居民健康水平具有显著负向影响，并呈现明显的负外部性；经济水平、医疗卫生水平、教育水平与社会公共服务水平的提升会对居民健康产生正向积极影响。

关键词：环境污染；大气污染；居民健康；健康生产函数；空间自相关

从人与自然物质变换的视角分析，环境污染源自人类经济活动对环境资源过度利用，以及污染物过度排放并超过环境自净化能力。研究环境污染的一个逻辑起点是人类利用环境资源的污染物排放导致环境质量变化，环境质量变化将深刻影响人类活动各环节并对人类健康产生影响。环境作为人类健康生存的物质基础，为人类繁衍和发展提供了生活与生产场所。长期以来，对环境污染与健康问题的定量研究一直是环境科学和医学工作者所面临的富有挑战性的课题，但经济发展过程所付出的环境代价以及引发的人类健康损害已成为经济学关注的重点。

为探究大气污染对居民健康影响，本文基于 2011—2022 年我国 31 个省、自治区、直辖市的PM$_{2.5}$浓度、医院诊疗与住院人数、地区经济发展水平、医疗卫生水平等相关数据，构建我国宏观健康生产函数，采用空间面板模型分析PM$_{2.5}$污染及其他可能影响因素对居民健康的影响程度。以期为更深层次地理解大气污染物跨区流动带来的环境问题与居民健康问题，为区域间大气污染分区防控、协同治理提供参考。

一、理论模型

已有文献通过病例对照、横截面研究等方式，定量分析高浓度大气污染物对人体健康的影响（Qu，2016；Carugno et al.，2018；等等）。但在经济分析的范畴中，这些研究结果不能够满足健康问题分析的需要，当前大气污染问题不仅是自然发展的结果，更多的是由不合理的经济增长方式带来，并对人类健康造成严重损害，吞噬着人类健康与健康资本。人们为获得健康而愿意对自身进行健康投资，这是经济分析视角考察健康问题的一个前提。

个体健康状况受诸多因素影响，比如，个人健康资本存量、周围环境质量、个人收入水平、上一期健康状况、上一期与健康相关的商品消费、医疗卫生领域的健康支出等。其中，有些因素可以直接被观测，如个人收入水平、上一期与健康相关的商品消费、医疗卫生领域的健康支出等；有些因素则难以观测，如个人健康资本存量、上一期健康状况等。不论是可以直接被观测还是难以被观测的因素，将它们进行最优化的组合就可以生产健康。因此，个体的健康生产函数也可以作为一般产品的生产函数来研究。区别于一般产品的生产函数，健康生产函数中有一些不利于健康产出的因素，如环境污染。有些健康生产函数是从家庭或个人的效用出发，例如，Rosenwei和Schultz（1983）从家庭的效用函数出发，研究儿童的健康生产函数，他们认为，儿童的健康产出是家庭效用函数中的重要因素。有些健康生产函数是直接研究某一个特定因素对健康产出的影响，如医疗卫生支出、个人收入水平等对健康产出的影响。本文构建如下健康生产函数分析框架，准确分析大气污染对居民健康影

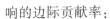

响的边际贡献率：

$$H = F(Y, M, E, S, V)$$

其中，Y、M、E、S、V 分别是经济、医疗、教育、社会与环境因素。

生产函数可以写为

$$H_t = F(Y_{1t}, Y_{2t}, \cdots Y_{nt}, M_{1t}, M_{2t}, \cdots M_{qt}, E_{1t}, E_{2t}, \cdots$$
$$E_{st}, S_{1t}, S_{2t}, \cdots S_{mt}, V_{1t}, V_{2t}, \cdots V_{gt})$$

对上式进行微分，细化后的具体形式为

$$H_t = \prod Y_{nt}^{\alpha i} \prod M_{qt}^{\beta i} \prod E_{st}^{\gamma i} \prod S_{mt}^{\delta} \prod V_{gt}^{\varepsilon}$$

两边取对数后：

$$\ln H = \sum \alpha (\ln Y_n) + \sum \beta (\ln M_q) + \sum \gamma (\ln E_S) +$$
$$\sum \delta (\ln S_m) + \sum \varepsilon (\ln V_g)$$

在上式的基础上，转换得到中国宏观健康生产函数：

$$\ln H = \alpha \ln Y + \beta \ln M + \gamma \ln E + \delta \ln S + \varepsilon \ln V$$

其中，ε 为核心解释变量环境因素的弹性系数，α、β、γ、δ 为其他控制变量的弹性系数。

二、居民健康的空间相关性检验

这一部分内容从空间地理学的角度，通过测算 Moran's I 指数来检验各省居民健康的相关程度。为探索我国 31 个省、自治区、直辖市居民健康水平的全局空间相关关系，本文通过 Geoda 软件，建立空间地理权重矩阵，并测算居民健康指标的全局 Moran's I 指数。表 1.1 展示 2011—2022 年中国居民健康指标（医院诊疗人数 H1、住院人数 H2）的全局 Moran's I 指数值。计算结果表明：Moran's I 指数全部大于 0，均值在 5% 显著性水平下大于 0.25，即研究时期内我国 31 个省、自治区、直辖市的居民健康风险呈显著正向空间自相关。其中，医院诊疗人数指标呈现比住院人数指标更高的全局自相关性，表明我国各省份由 PM₂.₅ 污染引发的居民健康在空间分布上并非相互独立变化，且随着社会经济的发展，这种集聚效应在不断增强。

表 1.1　2011—2022 年中国居民健康指标全局 Moran's I 指数值

年份	医院诊疗人数 Moran's I	住院人数 Moran's I
2011	0.251**	0.083*
2012	0.252**	0.074*
2013	0.251**	0.058*
2014	0.256**	0.068*
2015	0.259**	0.077*
2016	0.256**	0.078*
2017	0.266**	0.080*
2018	0.278**	0.087*
2019	0.280**	0.088*
2020	0.279**	0.091*
2021	0.282**	0.090*
2022	0.281**	0.093*

注:*、**分别表示在 10%、5%的水平上显著。

为进一步考察居民健康的局部空间相关性,直观地显示各省份居民健康的集聚特征,分别选取 2011 年和 2022 年两个维度的居民健康表征指标——医院诊疗人数和住院人数,绘制局部莫兰散点图和 LISA 图(Local Indicators of Spatial Association)(见图 1.1)。通过局部莫兰散点图与 LISA 图所呈现的数据结果,反映各省居民健康水平的局域空间相关性变化趋势。

从表 1.1 可以看出,2011—2022 年医院诊疗人数指标的 Moran's I 指数从 0.251 增长至 0.281,住院人数指标的 Moran's I 指数从 0.083 增长至 0.093,且衡量居民健康的两个维度指标主要集聚在第一、第三象限,表明居民健康风险呈现不断增强的局部自相关态势。其中,医院诊疗人数指标呈现高—高聚集的地区集中分布在我国中部和东部的湖北、浙江与江苏等省份,低—低聚集的地区集中分布在我国西部和北部的新疆、西藏、甘肃、宁夏与内蒙古等省(自治区);医院住院人数指标呈现高—高聚集的地区为江西、湖南和湖北等省份,低—低聚集的地区为内蒙古等省(自治区)。

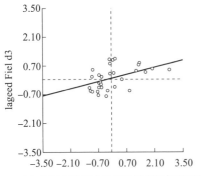

（a）2011年诊疗人次莫兰散点图与LISA图

Moran's I：0.251（空间权重中没有邻居的
对象已被删除）

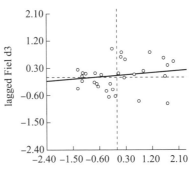

（b）2011年住院人次莫兰散点图与LISA图

Moran's I：0.083（空间权重中没有邻居的
对象已被删除）

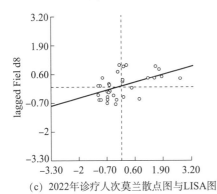

（c）2022年诊疗人次莫兰散点图与LISA图

Moran's I：0.278（空间权重中没有邻居的
对象已被删除）

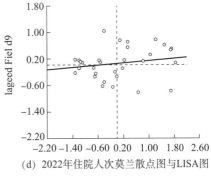

（d）2022年住院人次莫兰散点图与LISA图

Moran's I：0.087（空间权重中没有邻居的
对象已被删除）

图 1.1　2011 年和 2022 年中国居民健康的局部莫兰散点图与 LISA 图

从综合居民健康两个维度指标来看，尽管两个指标的集聚地区存在动态差异，但区域集聚特征基本一致，即浙江、江苏、湖南和湖北等我国华中地区及东部沿海地区为居民健康指标的高—高聚集区，这些地区经济发展水平高，医疗、教育等公共资源相对充足；新疆、西藏、甘肃、宁夏和内蒙古等省（自治区）为居民健康指标的低—低聚集区，这些地区经济发展相对落后，公共服务水平也相对较低。

三、PM$_{2.5}$污染对居民健康影响的实证分析

在中国，主要的大气污染物一般包括硫氧化物（SO$_x$）、氮氧化物

（NO_x）、总悬浮颗粒物（TSP）等，这些主要由直接排放的一次颗粒组成，且大多是$PM_{2.5}$颗粒物的形成前提。因此，本节重点讨论$PM_{2.5}$污染对居民健康所造成的损害。

1. 被解释变量：居民健康

健康水平的衡量较为复杂，现有大部分研究通过居民死亡率、出生的健康寿命、某种疾病患病率等指标反映居民健康水平。大气污染物浓度增加，会使居民患心血管疾病、呼吸系统疾病的概率大幅增加，严重时甚至需要住院治疗。考虑到大气污染对居民健康影响的多面性和相关数据的可得性，本文从医疗诊断和医疗住院情况这两个维度出发，分别选取医院诊疗人数和住院人数两个指标，用于衡量居民健康水平。

2. 核心解释变量：大气污染

本文选用$PM_{2.5}$颗粒物浓度表征大气污染。$PM_{2.5}$浓度数据主要来自以下两方面：一是加拿大达尔豪斯大学大气物理科学系在2020年6月发布的"全球$PM_{2.5}$年均浓度值遥感检测数据"，二是我国地面监测点监测$PM_{2.5}$浓度值数据。由于我国从2013年1月才开始基于地面的环境质量监测站进行大气质量监测，第一批仅有116个地级市设置了地面监测站点，2014年设有地面监测站点的地级市增加到了157个，2015年429个地级市全部设有大气质量地面监测站点，数据存在一定不连续性。为有效减小省级$PM_{2.5}$年均浓度值估计的偏差，2011—2022年，我国各省份$PM_{2.5}$浓度参考加拿大达尔豪斯大学大气物理科学系发布的"全球$PM_{2.5}$年均浓度值遥感检测数据"，该数据同我国的大气污染情形基本吻合。

3. 其他控制变量

为尽量减少遗漏变量造成的估计结果偏误，本文主要从地区经济发展水平、医疗卫生服务水平、教育水平与社会发展水平四个方面，增加了影响居民健康水平的其他控制变量。①地区经济发展水平，用人均可支配收入来衡量地区经济的发展水平。经济发展水平对居民健康的影响一直是人口经济学家关注的重要问题，经济衰退可能会减少医疗卫生支出，导致健康水平下降和死亡率上升，此外，Dustmann（2002）的研究发现，当经济不景气时，居民不工作的机会成本降低，可以把更多时间花在休闲和运动上，使得死亡率下降。②医疗卫生服务水平，用每万人卫生技术人员数来表示医疗卫生服务水平。③教育水平，用人口平均受教育年限表征地区的教育水平。健康水平与受教育程度密不可分，Grossman（1995）指出受过良好教育的人会有更强的健康风险意识，这个结论已经得到很多研究的证实。④社会发展水平，用地区居民财政支出表征地区社会发展水平。社会发展水平的提升，如增加居民财政支出，居民就可以获得更多免费体育锻炼机会和休闲活动场所，这些都将影响居民健康的改善。

我国 31 个省、自治区、直辖市的居民健康水平，存在显著的全局和局部空间自相关特征，为减少由于忽略居民健康指标空间集聚特征带来的估计偏差，本文将分别使用未考虑空间因素的面板回归与考虑空间因素的空间面板回归两种方法，探究 $PM_{2.5}$ 污染和其他主要影响因素对居民健康的影响程度。

（1）未考虑空间因素的面板回归

相对来说，固定效应模型的拟合效果优于随机效应模型。如表 1.2 所示，从固定效应模型拟合结果来看，$PM_{2.5}$ 污染的升高显著增加了医院诊疗人数和住院人数，即大气污染会对我国居民健康水平造成损害。从其他控制变量的估计结果来看，医疗卫生水平（每万人医师数）、教育水平（受教育年限）与社会公共服务水平（公共财政支出）的提升都能较为显著地提高居民健康水平，其中，教育水平的提升对改善居民健康的效果提升最大、医疗卫生水平次之、公共财政支出最小。

经济发展水平（人均 GDP）与医院诊疗人数的回归系数为负、与住院人数的回归系数为正，这表明经济发展水平对居民健康存在多方面影响。一方面，物质生活的改善使公众在饮食、居住、卫生等方面的条件变好，发生重大疾病需要住院的人数在减少；另一方面，经济水平的提升需要公众进一步提高劳动参与率与劳动时长，增加了公众暴露于大气污染的风险，导致各类呼吸道疾病、心血管疾病频发，医院诊疗人数上升。

表 1.2　未考虑空间因素的面板回归估计结果

估计方法	随机效应模型		固定效应模型	
变量	医院诊疗人数指标	住院人数指标	医院诊疗人数指标	住院人数指标
$PM_{2.5}$	-5.4620*** (-6.34)	-0.0035*** (-1.43)	-3.3791*** (-4.01)	0.0038** (1.38)
Eco	-0.0019* (-1.42)	0.0015* (0.38)	-0.0029* (-1.92)	0.0002 (0.50)
Med	2.7940*** (4.81)	0.0030* (1.83)	2.2478*** (3.45)	0.0024* (1.18)
Edu	8.2562* (1.10)	0.0810* (1.09)	5.4027* (-0.21)	0.0508* (0.62)
Sco	0.8118*** (12.08)	0.0021*** (11.09)	1.1262*** (17.13)	0.0029*** (13.97)
R^2	0.4867	0.7595	0.7278	0.8426
F-test	56.73	108.88		
LM spatial lag	92.792***	63.902***	97.439***	52.163***
Robust LM	18.645***	12.271***	17.984***	13.337***
LM spatial error	77.385***	59.328***	82.247***	66.384***
Robust LM	13.320***	14.986***	9.324***	6.847***

注：*、**、***分别表示在10%、5%、1%的水平上显著。

（2）考虑空间因素的空间面板回归

普通面板回归由于没有将被解释变量的空间相关性考虑在内，其估计结果可能是有偏差的。为减少估计偏差，本文采用空间面板模型，进一步分析由 $PM_{2.5}$ 污染及其他可能因素引致的居民健康风险。按照 Anselin（1998）等的判别规则、两个拉格朗日乘数及其稳健型检验结果，再根据 Wald 检验、LR 检验（两个零假设在 1% 显著性水平被拒绝）和 Hausman 检验结果，本文选择固定效应的 SDM 空间面板模型作为最优模型，估计结果见表 1.3。

表 1.3　考虑空间因素的 SDM 空间面板回归估计结果

变量	医院诊疗人数指标	住院人数指标
$PM_{2.5}$	-6.9341*** (9.27)	-0.0189*** (6.61)
Eco	0.0107*** (-5.26)	-0.0005*** (7.30)

变量	医院诊疗人数指标	住院人数指标
Med	0.6633** (0.66)	0.0102*** (2.63)
Edu	33.053* (-1.47)	0.5838*** (-6.82)
Sco	1.5772*** (34.55)	0.0062*** (35.51)
$W{\times}PM_{2.5}$	-0.9540 (-0.3)	-0.0085 (-0.67)
$W{\times}Eco$	-0.0192* (-2.08)	0.0008* (2.44)
$W{\times}Med$	-14.0732*** (-3.86)	-0.0262** (-1.90)
$W{\times}Edu$	184.6917** (2.85)	0.210 (0.84)
$W{\times}Sco$	0.8330* (2.24)	0.0031* (2.33)
ρ	-0.2354* (-1.30)	-0.5919** (-2.99)
R^2	0.8192	0.8665
$Sigma^2\_e$	0.143***	0.2986***

注：*、**、***分别表示在10%、5%、1%的水平上显著。

由表 1.3 可得，考虑了空间相关性因素的模型与未考虑的相比，拟合结果更好、显著性更高。考虑空间相关性因素的 $PM_{2.5}$ 浓度升高对居民健康两个维度衡量指标的负向影响，均高于未考虑空间相关性因素的回归结果，由此看来，若不考虑空间相关因素来进行回归分析，其实证结果在一定程度上是有偏差的，将低估大气污染对居民健康水平的损害。从核心解释变量的回归结果来看，$PM_{2.5}$ 浓度每升高 1%，医院诊疗人数和住院人数分别增加 6.934% 和 0.019%。

从其他控制变量的回归结果来看，考虑空间因素的人均 GDP 每增长 1%，医院诊疗人数将增长 0.011%，住院人数减少 0.001%，这与未考虑空间因素的估计结果基本一致，表明经济发展水平对居民健康存在多方面影响。医疗卫生水平、教育水平与社会公共服务水平对居民健康的正向影响关系均高于未考虑空间因素的估计结果。其中，每万人医师数每增长 1%，医院诊疗人数与住院人数将分别增长 0.663% 与 0.010%；受教育年限每提升 1%，医院诊疗人数与住院人数分别增长 33.053% 与 0.584%；公共财政支出每提升 1%，医院诊疗人数与住院人数分别增长 1.577% 与 0.006%。此外，为进一步分析各解释变量的空间溢出程度与影响大小，对各解释变量的直接效应、间接效应和总效应进行分解探讨，估计结果如表 1.4 所示。

表 1.4　SDM 空间面板模型的直接效应、间接效应与总效应分解

变量	直接效应	间接效应	总效应
$PM_{2.5}$	−0.0199***	−0.0134*	−0.0333***
Eco	0.0002*	0.0001**	0.0001**
Med	−0.0126***	0.0252*	0.0126**
Edu	0.0145***	0.0967*	0.1112**
Sco	0.0062***	0.0003	0.0065***

注：*、**、***分别表示在 10%、5%、1% 的水平上显著。

　　SDM 空间面板模型的直接效应是指一个地区的解释变量对本地区被解释变量（居民健康）的影响，间接效应是度量邻近地区解释变量对本地区被解释变量（居民健康）的影响。表 1.4 将医院诊疗人数作为被解释变量，分析其他解释变量对居民健康的影响。由分解结果可得，$PM_{2.5}$ 浓度指标对医院诊疗人数指标的回归系数为 −0.0199，即 $PM_{2.5}$ 浓度升高会显著损害居民健康，同时由于大气污染的扩散性质，本省 $PM_{2.5}$ 浓度升高也会增加邻近省份居民暴露于污染空气的概率，对邻近省份居民健康损害程度的回归系数为 −0.0134。

　　从其他控制变量的回归结果来看，经济发展水平、教育水平与社会公共服务水平的提升均会显著提高本省和邻省的居民健康水平。本省经济发展水平和社会公共服务水平的提高对本省与邻省居民健康水平起到促进作用，这可能是因为经济发达省份随着产业结构优化，重工业产业占比降低，加之发达省份较为丰富的公共服务资源，对居民健康水平产生正向影响；邻近省份由于地缘优势，各要素与经济发达省份之间实现充分流动，

带动其经济发展与产业优化，对居民健康水平的提升产生积极影响。本省医疗卫生水平提升会增加该省医院诊疗人数与住院人数，降低邻近省份的医院诊疗人数与住院人数，这可能是由于本省医疗水平的提升会吸引大量邻近省份由大气污染引致患病和住院的病人前来就医，从而本省的诊疗人数与住院人数会相应增加。

四、小结

本文基于前人对健康生产函数的研究，构建我国宏观健康生产函数框架，通过空间面板模型分析 2011—2022 年我国 31 个省、自治区、直辖市的大气污染及其他因素对居民健康的影响，探究居民健康的空间溢出程度与集聚情况，主要研究结论如下。

一是省域间的居民健康水平存在显著的空间相关性，且逐年波动增强。综合衡量居民健康的两个指标，从 2011 年和 2022 年的医院诊疗人数与住院人数的莫兰散点图与 LISA 图可以看出，我国居民健康呈现高—高集聚态势的地区主要分布在中部和东部的浙江、江苏、湖北、湖南等经济较为发达的省份，呈现低—低集聚态势的地区主要分布在新疆、西藏、甘肃、宁夏和内蒙古等经济发展较为落后的省（自治区）。这表明省域间的居民健康存在趋同效应，与地区经济发展水平、医疗水平、教育水平以及社会公共服务水平密切相关。

二是大气污染对居民健康的影响呈现明显的负外部性，$PM_{2.5}$ 浓度的升高会显著增加医院诊疗人数与住院人数，居民长期暴露于大气污染的环境中，其健康将受到严重损害。经济水平、医疗卫生水平、教育水平与社会公共服务水平的提升会对居民健康产生正向积极影响。在未考虑空间因素的面板回归与考虑空间因素的空间面板回归模型中，考虑空间因素的模型反映大气污染对居民健康的损害程度更高、估计结果更显著。由于大气污染存在空间溢出效应，若未将该因素考虑在内，估计结果会产生偏误。

参考文献

[1] CARUGNO M, DENTALI F, MATHIEU G, et al. PM_{10} exposure is associated with

increased hospitalizations for respiratory syncytial virus bronchiolitis among infants in Lombardy, Italy[J]. Environmental Research, 2018, 166(OCT.): 452-457.

[2]QU Y, et al. An overview of emissions of SO_2 and NO_x and the long-range transport of oxidized sulfur and nitrogen pollutants in East Asia[J]. Journal of Environmental Sciences, 2016, 44: 13-25

[3]SCHWARTZ J, REPETTO R. Nonseparable utility and the double dividend debate: Reconsidering the tax-interaction effect[J]. Environmental and Resource Economics, 2000, 15(2): 149-157.

[4]ACEMOGLU D, AGHION P, BURSZTYN L, et al. The environment and directed technical change [J]. American Economic Review, 2012, 102(1): 131-166.

[5]陈豹, 程会强, 张良悦. 中国环境税改革路径选择: 基于环境税双重红利的视角[J]. 税务与经济, 2013(5): 84-89.

[6]陈晋阳. 我国大气污染致居民健康经济损失研究进展[J]. 南京医科大学学报(社会科学版), 2018, 18(4): 282-286.

[7]陈煜, 刘永贵, 邓小乐. 城市大气污染与健康损失的经济学分析[J]. 统计与决策, 2019, 35(18): 107-110.

[8]范庆泉, 储成君, 高佳宁. 环境规制、产业结构升级对经济高质量发展的影响[J]. 中国人口·资源与环境, 2020, 30(6): 84-94.

[9]黄德生, 张世秋. 京津冀地区控制 $PM_{2.5}$ 污染的健康效益评估[J]. 中国环境科学, 2013, 33(1): 166-174.

[10]李梦洁, 杜威剑. 空气污染对居民健康的影响及群体差异研究: 基于 CFPS (2012)微观调查数据的经验分析[J]. 经济评论, 2018(3): 142-154.

[11]秦耀辰, 谢志祥, 李阳. 大气污染对居民健康影响研究进展[J]. 环境科学, 2019, 40(3): 1512-1520.

COVID-19 大流行导致全球人均寿命缩短 1.6 年

刘沐芸

(细胞产业关键共性技术国家工程研究中心)

摘要：最新研究显示，COVID-19 大流行不仅抵消了部分人类社会过去 2 年在提高预期寿命方面所取得的成绩，还导致人均寿命缩短了 1.6 年。但是，COVID-19 大流行对预期寿命下降的影响存在显著的地区差异，未来的健康促进计划应加强消除区域健康不平等。

关键词：COVID-19 大流行；全球人均寿命缩短；区域健康不平等

2024 年 4 月 3 日，《柳叶刀》杂志发表了一篇研究文章《1990—2021 年 204 个国家和地方以及 811 个地区，288 种死亡原因的全球负担和预期寿命分解：对〈2021 年全球疾病负担研究〉的系统分析》（*Global burden of 288 causes of death and life expectancy decomposition in 204 countries and territories and 811 subnational locations*，1990—2021：*a systematic analysis for the Global Burden of Disease Study* 2021)，显示 COVID-19 大流行导致人均寿命缩短 1.6 年，但自 1990 年以来，死亡的主要原因并没有改变。

该研究回顾分析了 200 多个国家和地区的 288 种死亡原因，COVID-19 大流行是唯一进入全球人口传统 5 大杀手排名的疾病，即使只有 2 年的时间，其他人均寿命杀手为缺血性心脏病、中风、慢性阻塞性肺炎（COPD）和下呼吸道感染。2020—2021 年，COVID-19 位列第二，将中风"挤"到了第 3 位，不仅如此，这个时间段发生的 COVID-19 还抵消了部分人类社会过去 2 年在提高预期寿命方面所取得的成绩，1990—2019 年，全球预期寿命提高了 6.2 岁，但在 COVID-19 大流行期间，全球预期寿命下降了 1.6 岁，有 0.6 年的降低是 COVID-19 相关因素导致的。

COVID-19大流行对全球预期寿命下降的影响存在显著的地区差异。在拉丁美洲的安第斯地区，COVID-19导致的预期寿命大约减少了5年；在撒哈拉以南，预期寿命减少了3.4年[①]。拉丁美洲、加勒比以及撒哈拉以南非洲是COVID-19成为主要死亡原因的地区。但高收入国家是另一番情形，COVID-19对预期寿命的减少大约为1年。其中，富裕的亚太地区基本没有什么影响，东亚国家的预期寿命也是如此，反映了这些亚洲国家在疫情期间都不约而同地采取了积极的防控措施，并取得显著的防控效果。

1990—2021年，降低全球死亡人数最显著的单一因素为对腹泻的有效控制，该单一因素使全球预期寿命增加了1.1岁，影响最为显著的地区是撒哈拉以南非洲东部地区，腹泻导致的死亡现象显著减少，这个地区的预期寿命增加了近11岁。东亚地区的预期寿命增长了8.3岁，主要原因是COPD患者大幅减少，该单一因素对全球预期寿命的总体贡献为0.9岁。

这项研究的时间维度较长，从1990年到2021年，成功掩盖了疫情大流行造成负面影响的实际程度。比如，疫情期间，HIV、疟疾等的研究保障不尽如人意，一些既定的工作未能如期推进，而这些研究的滞后对世界上一些资源匮乏地区的影响是巨大的。研究指出，过去数十年，尽管在健康、医疗保健、疫苗等领域取得了卓有成效的进展，以及公共卫生政策的创新，但在医疗卫生领域，仍存在显著的地区差异和可及性差异。

COVID-19大流行期间，疟疾依然造成了预期寿命的下降，全球90%的病例集中在非洲地区，但该地区的人口只占世界人口的12%。这表明，目前尚未建立起一个有效的资源分配机制，将资源分配到最需要的地区。以猴痘暴发为例，一方面，美国等西方高收入国家因为货架上的猴痘疫苗过期而扔掉数百万剂；另一方面，在撒哈拉以南非洲地区，因为没有足够的猴痘疫苗，该地区猴痘死亡率与美国COVID-19死亡率一样高。

报告中还有一组数据值得关注。1990年，44个主要死亡原因主要发生在人口数不及全球人口一半的地区，到2021年，这个数字攀升到58。这

---

① cnBeta.COM. COVID-19对预期寿命的影响远比以前想象的要大［EB/OL］. https：//www.163.com/dy/article/IU4P1CTM0511BLFD.html.

表明，有助于改善全球健康状况的干预措施不一定能公平地惠及地球上的每个人。

　　尽管如此，我们仍应看到，全球致力于提升健康状况、降低疾病负担所做的努力正发挥着积极的作用，并在一些疾病领域取得巨大的成功，比如肠道感染显著减少、腹泻得到极大改善等。希望以此项研究为蓝本，制订下一个 30 年的全球缓解疾病负担、健康促进、寿命延长的发展计划。

参 考 文 献

　　[1]Global burden of 288 causes of death and life expectancy decomposition in 204 countries and territories and 811subnational locations，1990—2021：A systematic analysis for the Global Burden of Disease Study 2021[J]. Lancet（London，England），2024，403（10440）：2100-2132.

　　[2]BERNHARD E，et al. COVID-19-related deaths：A 2-year inter-wave comparison of mortality data from Germany[J]. Infection，2023，51(4)：1147-1152.

　　[3]PATRICK H. The COVID-19 pandemic adds another 200000 deaths（50%）to the annual toll of excess mortality in the United States[J]. Proceedings of the National Academy of Sciences of the United States of America，2021，118(36).

　　[4]OSBOURNE K G，PATEL B N. Recent improvements in perinatal mortality in Dundee [J]. Journal of Obstetrics and Gynaecology，2009，5(3)：160-164.

　　[5]MICHAEL J G，OLIVER K，et al. Counting pandemic deaths：Comparing reported numbers of deaths from influenza A（H1N1）pdm09 with estimated excess mortality [J]. Influenza and other Respiratory Viruses，2013，7(6)：1370.

新药创制新路径——基于生物学共性技术的开发

刘沐芸

（细胞产业关键共性技术国家工程研究中心）

摘要： 以往创新药的研发都要 10 年左右的时间，但 2020 年的诺贝尔化学奖的获奖成果展示了新的可行性，从想法到研究再到诺奖成果发表只要一年的时间。生物技术的演绎进化开辟了一条全新的新药创制路径，需要我们基于疾病发生发展的生物学共性机制，配套相应的产业政策、监管与临床诊疗体系，更快地将有效的药物转化为临床诊疗新工具与新方法，以颠覆性技术带动产业创新，培育新服务，形成新业态。

关键词： 创新药；创新路径；平台工具型技术

2024 年两会期间，中国政府首次将创新药写进政府工作报告，随后各地政府相继出台了大力支持新药创制发展政策和奖励扶持，从鼓励品种落地、人才引进到平台建设以及新药注册等。但今天新药创制的路径已然不同，因此，需要配套新的产业扶持政策。

这些变化从监管规则的修订即可见一斑，比如，非动物模型的安全性、有效性数据可以作为新药申请的依据；又如，数字模拟开展的新药筛选、数智化技术在大规模生产中的应用等。因此，新药创制扶持政策也要匹配新药创制技术和工具更新迭代的速度与效率。

过去我们一提到新药创制，想象的是这样一幅场景，需要 5 年的时间来筛选研究，研究顺利的情况下，还得再花至少 5 年的时间来开发药物。但 2020 年的诺贝尔化学奖的获奖成果向我们展示了一个新的可行性，从想法到研究再到诺奖成果发表只需要一年的时间。这主要归功于生命科学领域生物学基础理论的突破，以及大规模精细解读疾病发生发展机制工具的普及。

在新药创制过程中，时间就是生命，不仅对患者来说，对创新团队和支持新药创制的地方政府来说也是如此。因为当奔跑的距离过长时，不仅动作因为疲乏容易变形，还会抑制创新和发展。

以 mRNA 技术发展为例，关键是其基于变革性新技术的通用性而搭建的技术平台。稳定的技术平台搭建后，只要需求（COVID-19 病毒序列）明确，就能快速地开发出对抗 COVID-19 的疫苗，并能随着毒株的变异迅速更新疫苗的特异性。

目前，我们的工具箱中有大量的工具赋予我们前所未有的新能力，基于一个稳定的技术平台，能快速开发具有不同治疗效果的候选药物。这些工具在十多年前是不存在的，比如，新药创制全流程引入计算模拟、智能通用生产平台、数字化等工具，正在推动 mRNA 技术进入新冠疫苗以外的其他治疗性药物的开发。

另外，我们要认识到，mRNA 是一个平台型技术，基于全新的生物学机制，从疾病发生发展的机制入手，推进新药研发的效率和速度，且能在一个适应证安全性与有效性的成功基础上，高效地将其安全性验证转化到另一个适应证的研发申报，由此建立起全新的企业形态，这就是平台型的生物科技公司，以及全新的商业模式，将生物科技公司的盈利模式从单一的产品上市和预期销售，扩展至技术服务、技术许可等多元化的收益模式，还能叠加新适应证的合作开发以及专利授权等。生物技术公司的价值不再以上市的产品数量和每个产品的销售预期来衡量，而是以其技术的可扩展性来衡量。

因此，生物技术的演绎进化开辟了一条全新的新药创制路径，生物科技公司的发展轨迹也受到技术进步的重新塑形，新药开发应注重不同疾病之间的共性生物学机制或相似之处，也就是从分子水平入手将具有共性机制的一类疾病集中起来，而不是人为地通过器官组织去分割患者群体。

比如，学界和临床正验证实施一种更细分、精准的方法研究肿瘤，根据分子突变特征对患者进行界定，建立一种全新的肿瘤诊断治疗蓝本，并能适用于更广的患者群体。

关注不同疾病的共性机制，能有效推进精准医疗的临床实践和新药开发路径，比如，牛皮癣和溃疡性结肠炎有着共性机制，都可以用 IL-23 受体拮抗剂治疗①。但如果从过去的疾病科室分类来看，不太可能有这种诊疗的协同性，也就不会有可能的研发协同性。

从患者的角度来看，药物上市的速度固然重要，但是有效或者能治愈疾病的治疗药物更重要。当市场上充斥着安全但可能没有那么有效的药物时，虽说商业上成功了，但对患者来说，不是那么理想。因此，我们重新思考部署一条更高效的新药创制路径，基于疾病发生发展的生物学共性机制，配套相应的产业政策、监管与临床诊疗体系，并有可能将新药创制从过去的马拉松长跑调整为短跑竞技，更快地将有效的药物转化为临床诊疗新工具与新方法，以颠覆性技术带动产业创新，培育新服务，形成新业态。

参 考 文 献

[1] 刘财旺，龙新华，包嫄，等.mRNA疫苗技术和产业发展概况[J].中国食品药品监管，2023(12)：74-84.

[2] 李勇.mRNA技术未来三大发展方向[N/OL].医药经济报，2021-10-18(F3).
DOI：10.38275/n.cnki.nyyjj.2021.001469.

[3] 胡颖廉."从0到1"研发新药堵点何在[N].经济日报，2024-02-20(5).

[4] 厉芊妤，孙榕苑，赵琦睿，等.mRNA疫苗技术在传染病中的应用：进展与挑战[J].中国生物工程杂志，2024，44(6)：90-103.

---

① IL-23受体拮抗剂是针对IL-23受体的一类生物制剂，它们通过与IL-23受体结合来阻断其介导的信号传导，从而在治疗某些自身免疫性疾病中发挥作用。IL-23是一种由IL12p40和IL23p19组成的异源二聚体细胞因子，它通过与IL12Rβ1和IL23R组成的受体结合来激活JAK-STAT信号通路，进而促进炎症反应。

放射性药物与肿瘤诊疗

刘沐芸

(细胞产业关键共性技术国家工程研究中心)

摘要：随着放射性药物在治疗原发性、转移性肿瘤中展示出的潜力，放射性药物被认为是一种具有良好疗效、安全性，并且具有经济可及和物理可行的新型治疗方法，受到产业界与投资界的关注。放射性药物在物流配送、人才供给、放射性剂量学等方面仍存在挑战，未来建议建立肿瘤特异性靶点研究平台、改进放射化学、搭建临床与实验室转化平台、完善产业政策的配套。

关键词：放射性药物；治疗肿瘤

放射性药物（RPT）是将放射性元素递送到疾病靶点的一类药物。与我们熟知的放射性治疗（Radiotherapy）的放射性元素外源性来源有所不同，RPT 是通过系统给药或者局部给药的方式，将具有放射性活性的元素递送到疾病靶点，类似生物靶向治疗。

与生物靶向治疗不同的是，RPT 治疗较少依赖对疾病分子信号通路的深入理解，也不依赖对假定肿瘤表型驱动旁路标靶的识别。生物靶向肿瘤治疗临床试验的失败率高达 97%，就是与错误的通路识别导致靶标错配有关。

放射性药物治疗肿瘤，是将具有细胞毒的放射性元素被靶向递送到病变部位，或肿瘤微环境，以发挥精准治疗作用，递送工具一般有两类，一类是能与肿瘤内源性靶标特异性结合的配体，另一类是有利于放射性元素在肿瘤微环境中快速聚集的配体。

在临床中用于产生辐射作用的放射性核素一般分为两类，一类是 β 粒子，另一类是强效 α 粒子。通过与核医学成像技术结合，放射性核素具有可视性，可以评估药物的靶向性，高效引导实现放射性核素的精准递送。

相较其他肿瘤治疗方法，RPT 治疗肿瘤具有较低毒性以及良好的治疗效果。与化疗显效需时较长相比，RPT 治疗具有应答快的特点，一般在一次、最多五次注射后，临床上就可以观察到治疗效果，并且诸如脱发、周围神经病变等副反应也比化疗反应轻。

放射性药物的成功开发是多学科通力合作的结果，涉及放射性化学、放射性生理学、肿瘤学、药理学、医学物理和放射性核素成像，以及放射量测定剂量学等。制药公司通常不熟悉 RPT 的辐射和放射性核素，同样，RPT 在肿瘤治疗中的应用对肿瘤学界也较为陌生。表明 RPT 在肿瘤治疗领域还没有形成一个较为稳定的学界、业界、医疗以及患者联合的利益共同体。

这一现状很快会被打破，RPT 因在治疗原发性、转移性肿瘤中展示出的潜力，被认为是一种具有良好疗效、安全性，并且具有经济可及和物理可行的新型治疗方法，受到产业界与投资界的关注。

一、放射性药物的作用机制和生物学效应

RPT 发挥作用的机制就是通过辐射诱导细胞杀伤。需要先厘清辐射和放射性的不同，而 RPT 发挥作用的关键在于具有放射性的同位素被递送到什么位置，以及能在目标位置停留多久。通常目标肿瘤对 RPT 吸收剂量的生物学效应取决于其递送的速率。比如，同样治疗剂量，不同的给药频次会产生不同的临床治疗效果。在评估临床治疗效果时，需要评价肿瘤组织的生物修复能力和辐射敏感性，以及正常组织对辐射剂量的吸收、对给药频次的反应。

还有一个需要考量的因素是靶细胞数量与治疗效能的关系。RPT 的治疗效能会随着靶细胞数量的减少而降低，这主要是因为 RPT 的靶向性。因此，在药物开发时，需要考虑如何让放射性元素在目标肿瘤部位达到更高的富集浓度，并克服靶细胞数量较少的束缚。

RPT 常用的放射性核素主要有三种：光子、电子和 α 粒子。光子有两

种来源，一种是 X 射线，主要来自轨道电子跃迁，能量低于 γ 射线；另一种是 γ 射线。放射性核素的光子发射可用于 RPT 的成像技术，无法用于病灶部位的细胞毒作用。尽管能量谱在 70~400keV 的光子都具有成像作用，但在核医学成像领域，比如，SPECT（γ 相机和单光子发射计算机断层扫描）和 γ 相机，100~200keV 是最佳成像能量谱。目前，临床中 PET（正电子发射断层扫描）能检测到 511keV 的光子。

电子发射可按照能量和衰变类型进行分类，RPT 常用的有俄歇电子、β 粒子和单能电子。

俄歇电子，由亚轨道跃迁产生，射程较短，与其发射能量有关，通常在 1~1000 纳米。如果这类放射性元素递送到细胞核，通常能发挥巨大的细胞毒作用，也正因为其需要递送至细胞核内才能显示较好的细胞毒作用，目前这类 RPT 还未广泛应用于临床。

β 粒子是从原子核中发射出的电子，并且在组织内的射程较长（为 1~5 毫米），为目前临床中常用的放射性元素，钐-153、镥-177、钇-90 和碘-131 等都属于这一类。判断放射性核素在临床上是否有治疗潜能，通常是用"肿瘤与非肿瘤的吸收剂量比"进行判断。临床通常应用典型的放射性标记抗体药代动力学，换算出不同放射性核素的肿瘤靶向性与器官清除率。钇-90 就具有较好的肿瘤靶向能力和器官清除效率，具有高能 β 粒子的 64.2 小时的半衰期，较适合用于肿瘤治疗。

镥-177 在临床上较受欢迎，不仅使其能在最佳的 100~200keV 范围发射光子成像，还具有适合治疗用的 β 粒子能量，当这类放射性核素和能匹配其半衰期药代动力学的抗体或多肽结合时，这类放射性核素就起到了诊断和治疗一体的作用。

α 粒子是氦原子核（两个质子和两个中子），由放射性原子核发射出来，带正电，比电子要大几个数量级。基于其发射能量，α 粒子在组织内可迁移 50~100 微米。α 粒子的路径长度沉积量（线性能量转移）大约为电子的 400 倍，能比电子产生更大的路径损伤。α 粒子发射能导致 DNA 双链不可修复的断裂，其发挥细胞毒作用所需的吸收量与透过细胞核的 α 粒子数量有关，一般 1~20 个就能达到细胞毒作用。良好的临床治疗潜能和辐射距离较短对正常器官的相对安全性，使得 α 粒子成为 RPT 药物极具商业化潜能的候选同位素。临床中常用的有砹-211、铋-212、铅-212、铋-213、锕-225、镭-223 和钍-227。

二、RPT 剂量测定学

在临床肿瘤治疗过程中，治疗应答和毒性预测是实施癌症治疗的必要条件。放射性核素的生物学效力与治疗用量、吸收剂量有关。吸收剂量为每单位组织的吸收量。临床中，通常用吸收量来预测 RPT 的生物应答，并且吸收量是 RPT 治疗特有的预测临床治疗效果和安全性的有效指标，能实时评估患者的药代动力。剂量学分析可以作为患者精准治疗的一部分，通过计算肿瘤组织和正常器官对放射性核素的吸收剂量来预测临床治疗效果。

与快速测定肿瘤样本遗传和表观遗传特征的能力类似，RPT 剂量学能有效揭示放射性核素在单个患者体内的潜在治疗效果和可能毒性信息。可以通过成像技术和剂量计算精准量化同位素剂量，以获得最佳疗效以及较低的毒性反应，实现精准诊疗。

基于图像的患者特异性剂量测定能量化肿瘤和正常器官中放射性核素的分布。临床实践中，通常增加给药的活性剂量，提升 RPT 在肿瘤部位的浓度，但同时也会影响肿瘤的吸收剂量。一般会先从低活性剂量开始，应用给药后的剂量学分析指导后续治疗的活性剂量。比如，依据临床经验，一般骨肉瘤患者要达到 3 年肿瘤控制期，需要 60~70 戈瑞的吸收剂量。

虽然如此高的吸收剂量可以通过提升给药活性来实现，但研究表明，肿瘤内部存在异质性，有可能肿瘤内有些组织区域达到甚至超过临床治疗效果需要的剂量，但肿瘤全域的总体吸收剂量远低于治疗效果所需的吸收剂量。因此，为了提升肿瘤全域组织平均吸收剂量，临床中通常将放疗与RPT 结合，以驱动肿瘤组织提升其全域吸收剂量。

在 RPT 治疗中评价器官毒性时，通常不是看全器官吸收剂量，而是看吸收剂量的热点分布情况，尤其是当吸收热点区域对应的是发挥重要功能的器官亚区时，更是如此。比如，一些多肽类 RPT 的吸收热点主要分布在肾皮质，因此，在预测肾脏毒性反应时，评价肾皮质的吸收剂量更为精准，而不是评价全肾的辐射吸收剂量。

评价器官毒性时，还要考虑放射性核素吸收的微尺度分布。一项关键性随机临床试验中，在接受氯化镭-223 治疗的患者中，发现 3～4 级的血液毒性反应，这一发现与骨髓中平均吸收剂量较低不相符。通过分析发现，镭是一种 α 粒子，其发射距离较短，只能辐射到距离骨表面 80 微米的造血干细胞，大部分的骨髓空间并没有被辐射到，因此，仅评估骨髓平均吸收剂量无法准确地预测血液毒性。

由于目前的成像技术还达不到在微观尺度上解析活度分布所需的分辨率，常用的方式是将人体全器官宏观尺度测量信息与临床前的微观尺度测量信息进行配对换算，以此推算人体微观尺度分布信息。通过成像技术（如 PET/CT 或 SPECT/CT）获取患者整个器官图像或器官内宏观亚室的图像，在此图像基础上绘制宏观轮廓。应用这些宏观轮廓信息推算整个器官中或器官内宏观亚室中的"时间—活度曲线"。

通过组织提取和组织切片的高分辨成像技术获取这些宏观轮廓内的微观结构信息，应用这些信息推断兴趣微结构（能控制器官对辐射应答的结构）的"时间—活度曲线"。

首先，每个曲线积分给出整个器官和每个亚室中放射性核素衰变的总数；其次，应用这些测量可以为器官的每个亚室定义一系列的分配因子。这些临床前研究发现的分配因子可用于临床中，将人体整个器官中放射性核素衰变转化为每个亚室中放射性核素衰变。用以监测 RPT 临床应用的安全性和有效性，指导临床精准用药。

三、RPT 治疗肿瘤的靶向性

从理论上讲，RPT 可用于治疗临床中符合放射性核素递送靶向标准的任何肿瘤。但实际上事与愿违。第一，要看目标肿瘤是否有明确的候选靶点；第二，是否有与之配对结合的放射性核素，以及是否有合适的递送工具。主要难点在于，不同 RPT 结构在肿瘤位置的停留既能发挥杀灭肿瘤的作用，又能尽可能降低对正常组织的损伤。

抗体介导的递送技术是一种二价方法，通常能在体内停留较长时间，但抗体的长半衰期也导致其在正常器官的停留时间较长，可能会产生更大的毒性，尤其血液毒性。相比之下，小分子和多肽虽然具有快速靶向和清除的优势，但在肿瘤位置的停留时间较短，因此需要有一个选择平衡。

在药物设计时，需要关注的重点是，尽可能地延长放射性核素在肿瘤内的停留时间，同时提升其在正常组织中的清除效率。原因之一是同位素的半衰期与靶剂的动力学特性的匹配。比如，衰变慢的同位素更适合与寿命较长的抗体配对，而快速衰变的同位素与寿命较短的小分子或小肽更匹配。

在配体与靶标的相互作用对同位素的影响方面，全尺寸的抗体有着良好的特异性，但其尺寸和停留时间过长是弱点，因为放射性同位素在组织内不能停留时间过长。较小的肽则提供了一个中间地带，集合了抗体特异性和靶向亲和力的特性，以及具有更好的肿瘤穿透性和更快的清除力。目前，小分子也显示出较好的开发潜力，与多肽、抗体形成互补，比如可以与 G 偶联蛋白受体结合的小分子同位素组合等。

关于靶点的有效配对原则，靶点的类型以及其所处的位置，决定了其对放射性同位素的选择。如 FAP[①]，虽然许多肿瘤都有表达，但其位处肿瘤周边组织，通常会选择辐射距离较长的 β 粒子，比如，镥与其配对，可以形成"交叉火力""杀灭"肿瘤细胞。如果靶点位于肿瘤细胞位置，则可选用辐射距离较短的同位素，以避免对周围正常组织的损伤，如 PARP[②] 恰好位于肿瘤细胞 DNA 的顶端，可以与碘-123 结合，发射超短程的俄歇辐射以及能成像的 γ 射线，并且 PARP 酶经过辐射后，能形成更多的 PARP 表达，与更多的同位素结合，形成连锁反应，发挥肿瘤细胞清扫作用。

---

① FAP（Fibroblast Activation Protein-α）是一种 97 kDa 的 Ⅱ 型跨膜丝氨酸蛋白酶，含有二肽基肽酶活性和内肽酶活性。FAP 全长由 760 个氨基酸组成，胞内域仅含 4 个氨基酸，跨膜结构域含 21 个氨基酸，胞外是 735 个氨基酸组成的长结构域。FAP 以同型二聚体的形式存在。此外，FAP 还能以可溶性的形式存在于血浆中。

② PARP（Poly ADP-Ribose Polymerase）是 DNA 修复酶，能对 DNA 进行修补的 PARP 酶等都是近代遗传学的发现。PARP 是细胞凋亡核心成员半胱天冬酶（caspase）的切割底物。因此，它在 DNA 损伤修复与细胞凋亡中发挥着重要作用。

四、产业挑战与应对

对 RPT 治疗临床应用效果的可视化、可量化的方案制定和效果评估是 RPT 独有的特性和优势，但如何将 RPT 这些独特性带到临床肿瘤治疗中使患者获益且实现精准诊疗，还需要克服如下挑战。

物流配送的挑战。同位素的供应，产品大规模生产、分装与配送，以保障同位素衰变前给患者用上。目前，即便是资源丰富的制药巨头也面临着生产配送的难题。因此，完善的具有通用性的区域 RPT 生产、分装与配送（俗称"核药房"）成为行业的共性和迫切需求，相当于铺设一条供其他 RPT 公司或创业团队直接"上路驾驶"的核药产业高速公路。既能保证半衰期短的 RPT 的生产、分装和配送，又能达到强辐射所需的屏蔽防护要求，还要考虑废料的统一暂存和处理等产业共性需求。

人才供给不足的挑战。临床中安全高效地实施 RPT 治疗，不仅需要多学科交叉融合，以及核医学、放射性肿瘤学与普通肿瘤学等多学科交叉的专业人才队伍，还需要熟悉影像、放射性核素剂量学的医学物理学家的参与，全行业处于供不应求的状况。

放射性剂量学的挑战。RPT 诊疗一体的特性有助于可视化临床诊疗结果，需要结合分子成像技术观察患者同时接受的其他治疗方法对 RPT 在体内递送的影响情况，计算肿瘤组织和正常组织的辐射吸收剂量，以指导临床精准治疗。与临床中其他治疗如生物制剂或化学疗法不同，可以应用数学建模"呈现"放射性同位素在体内的递送，以及人体对辐射的生物反应，以用于形成具有良好的"临床治疗效果和可能副反应"比的最佳同位素剂量参数，而不是一个较为宽泛的同位素剂量范围。

五、未来展望

相较于 40 年前，目前 RPT 的临床诊疗接受度有了很大提升，但 RPT 要进入临床成为常见的诊疗方案，还需在如下几个方面发力：一是建立肿瘤特异性靶点研究平台，以找到更多特异性肿瘤相关靶点，形成"同位素、靶向配体配对"数据库，高效地进行结构开发模拟测试，提升效率；

二是放射化学的改进，提升放射性核素的低成本可用性；三是临床与实验室转化平台的搭建，利用成像技术可视化和定量表征库对"量化剂量学指导制定的精准治疗方案"的评估、反馈、优化平台，形成"快速验证、快速转化"的联动通路。

产业政策的配套。一个国家要在RPT这一新兴产业领域获得竞争优势并拔得头筹，需要建立配套以及链条协同的产业政策。目前，欧洲国家和美国等不约而同地通过组建专项战略投资基金、利用税收减免政策、优化审评审批流程，以及完善产业设施等产业政策组合拳，抢占RPT产业发展的有利位置，建立本国的竞争优势。欧盟政府引导设立专项战略投资基金，引导社会投资者对RPT产业发展提供研究开发支持，并带动形成产业并购、合作开发和许可交易等多元发展格局。产业政策涵盖了同位素的供应，以及专业的生产制造、分装、配送和废弃物处理，疏通研究开发、生产配送和临床应用全链条，建立完善的RPT产业发展生态；同时，积极修订审评审批程序以提升监管体系的包容性；基于行业的共性需求，支持第三方建设完善的链接"医疗机构、肿瘤治疗中心以及影像中心"的放射性药物生产、分装和配送网络，吸引RPT公司和研发团队集聚发展。

参 考 文 献

[1]LIN À, GIULIANO C J, PALLADINO A, et al. Off-target toxicity is a common mechanism of action of cancer drugs undergoing clinical trials[J]. Science Translational Medicine, 2019, 11(509): 8412.

[2]LIN M L, PARK J H, NISHIDATE T, et al. Involvement of maternal embryonic leucine zipper kinase (MELK) in mammary carcinogenesis through interaction with Bcl-G, a pro-apoptotic member of the Bcl-2 family[J]. Breast Cancer Research: BCR, 2007, 9(1 Supplement).

[3]宋杨美惠，李梦婷，兰晓莉，等. 靶向成纤维细胞激活蛋白放射性药物在恶性肿瘤诊疗中的研究进展[J/OL]. 药学进展, 2023, 47(5): 337-356. DOI: 10.20053/j. issn1001-5094.2023.05.003.

[4]XUAN Z, JINGRU G, XIUPING H, et al. Synthesis and Preclinical Evaluation of a Novel FAPI-04 Dimer for Cancer Theranostics[J]. Molecular Pharmaceutics, 2023, 20(5).

Part 2 | 热点分析

健康是促进人全面发展的必然要求。随着经济水平的逐步提高、健康意识的整体增强、生活方式的全面改进以及人口老龄化的不断加速，人们对运动健康、体重管理、精准医疗、养老服务等健康产品和服务的需求迅猛增长。

● 巴黎奥运会女性运动员占比已接近 50%，但关于女性运动员损伤的研究只有 6% 左右。为此，需要开展一些针对女性运动员的专项研究，并以科学的方法适配女性特征，以进行跨学科综合训练保健。

● 运动能减重吗？一项研究的阶段性成果表明，运动减重效果不明显，女性体重可能不降反增，但是运动有益健康，我们还是要形成良好的运动习惯。

● 肥胖与生活习惯和意志力相关，还可能是一种代谢类疾病。GLP－1 类药物有良好的减重效果，为无法通过"少吃多动"减重的人提供了一种新的选择。

● 经过 20 年发展，精准治疗仍然没有成为临床的常规诊疗方法。因此实现精准医疗，不仅需要关注科学的进步、监管审批的改进，更需要解决需求与供给之间的种种桎梏。

● 构建"在地老化"社区居家养老体系，从强化医养结合、聚焦精神慰藉发力，持续优化长期照护保险制度，锚定老年人的实际需求，因地制宜建立恰当的社区居家养老运作模式。

奥运与女性运动科学

刘沐芸

(细胞产业关键共性技术国家工程研究中心)

摘要：女性运动员要如何在努力提升竞技成绩的同时，克服对 ACL 损伤风险的畏惧心理呢？通常，要做到这一点，需要有匹配女性生理结构的科学训练指导，但遗憾的是，尽管女性运动员约占参赛运动员总数的50%，但关于女性运动员损伤的研究只有6%左右。

关键词：女性运动员；运动科学；成绩

持续了一个月的巴黎夏季奥运会接近尾声，其间女性运动员的竞技精神、体能表现以及不断突破的成绩非常亮眼。但女性运动员的运动损伤问题未能引发同等关注与重视，比如前交叉韧带（ACL）撕裂损伤，ACL 是位于膝盖中心的一小块坚硬的结缔组织，用于支撑人体、稳定膝关节。ACL 撕裂损伤是女性运动员较为常见的，甚至可能是毁掉其职业生涯的一种运动损伤。

因此，在我们为女性运动员取得优异战绩欢呼雀跃时，也要开始寻找答案，为什么所有的女性运动员都容易遭受这种运动损伤？一项研究（Anterior cruciate ligament injury：towards a gendered environmental approach）表明，女性运动员遭受 ACL 撕裂损伤的概率是男性运动员的3~6倍。

那女性运动员要如何在努力提升竞技成绩的同时，克服对 ACL 损伤风险的畏惧心理呢？通常，需要有匹配女性运动员生理结构的科学训练指导，但遗憾的是，尽管女性运动员约占参赛运动员总数的50%，但关于女性运动损伤的研究只有6%左右。

关于为什么女性更容易在运动中损伤 ACL 的研究各不相同，有研究认为这与女性运动员训练的机制有关，比如 ACL 的尺寸、髋关节与膝关节的排列在训练中的相互作用是增加 ACL 损伤可能性的重要因素。

还有研究认为这可能和雌激素水平有关，雌激素会提升女性韧带（比如 ACL）的松弛度与拉伸度，比如，在女性月经周期的后半段，由于黄体酮的波动，机体在体育训练中的恢复能力会受到影响，是否需要据此调整女性运动员的训练计划，目前的研究还难以给出确切的证据。

目前正在开展的一项研究中，主要观察 180 名女大学生运动员，看看她们在月经周期的特定阶段是否会因为激素水平的波动而增加运动损伤的风险，同时，观察的指标还有睡眠、训练恢复、训练计划、比赛安排以及心理状态等，看看哪些与运动损伤有关。

这些科学研究指导的训练计划对女性运动员提升竞技成绩并降低损伤风险非常重要，但尚没有足够的科学依据用于指导女性运动员合理高效地开展训练计划与提升技能。

在运动医学研究中，女性运动员损伤缺乏代表性与关注度。运动医学源于哈佛大学疲劳实验室，该实验室成立于 1927 年，主要是研究男性运动员在极寒、极热条件下的运动表现，比如，在低于冰点的冷藏室，或温度高达 115 华氏度的人造沙漠上让男性运动员跑步，通过血样分析研究马拉松运动员在运动中的耐力表现等。这些研究都没有纳入女性运动员。该实验室于 1947 年关闭，实验室的研究员到其他机构后开始组建自己的实验室，但沿袭的仍然是对男性运动员的研究方向和重点。

将女性运动员排除在运动科学之外的一个很重要的原因是，女性生理期激素水平的波动。比如，女性在青春期、绝经前和绝经后不同周期的激素水平不同，面对女性运动员的成绩表现，需要了解其是否采取了措施控制月经周期、是否服用了避孕药等，以及这些措施对运动表现产生什么样的影响？如何结合这些影响结果来指导女性运动员制订合理科学的运动计划安排？回答这些问题，都需要深入研究。

目前，体育界虽然有许多可以提高运动成绩的训练方法，但都是基于男女生理没有差异而建立的训练方法，缺乏针对女性运动员激素水平波动的数据支持。比如，女性不同生理周期的激素水平会有什么生理表现，血液标记物有什么变化？对运动表现会产生哪些影响？能否通过血液标记物的分析制订符合女性生理周期激素波动的"女性运动员发展计划"？如营养摄入、水分保持以及不同生理周期的损伤防护建议等，帮助女性运动员主动结合自己的生理周期变化开展训练，以保持最佳竞技表现。有研究（Injury Incidence Across the Menstrual Cycle in International Footballers）提示，女性运动员在排卵期更易受到肌肉和肌腱损伤。

除了生理周期激素水平的波动会对女性运动员的竞技表现产生影响，还有可能产生影响的是女性身体的解剖学结构，如乳房没有肌肉或骨骼的支撑，但这些特殊身体结构对女性运动员竞技表现产生的影响未能得到科学界的重视，直至20世纪70年代，才有了适配女性特殊解剖结构特点的运动胸衣。

女性身体还有一个生理解剖特征是，女性的骨盆通常较宽，这也往往会给女性的膝盖带来更大的压力。但目前适配这些特殊生理结构的女性运动装备较少顾及这些特点，女性运动员的可选择性较少。

运动科学中需要关注性别平等。首先需要开展一些针对女性运动员的专项研究。2021年的一项针对高中女生运动相关的脑震荡研究（Sports-related concussions in high school females：an epidemiologic analysis of twenty-year national trends），经过长年的跟踪随访发现，在类似的运动中，女性运动员发生脑震荡的概率是男性运动员的2倍，并比男性运动员更易复发脑震荡。虽然还不知道这种情形发生的具体原因和机制，但至少为女性运动员训练、防护和治疗提供了指导。

同样，女性运动员的跨学科综合训练保健也很重要。比如，结合女性运动员常见的饮食失调、多发性应力性骨折、胃肠道问题、心理疏导等提供综合保健支持，并根据女性运动员的运动习惯、激素水平、营养需求以及运动背景等制订更加精准的个人训练计划。

目前，国际上已经开始有关于女性运动员的学术会议，有来自各国的运动科学专家参与讨论如何通过了解女性身体和生理特征制订高质量的训练计划，科学地提升女性运动员的竞技成绩，减少损伤。同时，国际上也开始有专业的女性运动门诊、女性运动医学中心，用以在指导女性运动员提升竞技成绩的同时，预防运动伤害，为普通女性科学合理地参与日常运动提供辅导和建议，这是一个很大的进步。

长久以来，人们一直有个误解，认为女性生理周期无关紧要，经过对越来越多的女性运动员研究后，学界开始理解生理周期对女性运动员有重要的意义，但同样重要的是，谈到女性运动时需要避免生理周期一切论。

随着越来越多的包容性研究的开展，女性运动员本身也更注重以科学的方法适配女性特征以提升自身的竞技成绩。此次巴黎奥运会上，不断有女性运动员打破身体结构和生理特征的影响，创造新的纪录。因此，需要关注针对女性的身体结构能做什么，能否匹配女性的生理周期变化，以更好地激发女性运动员的运动潜能，减少损伤。

参 考 文 献

[1]LIU W, LIN W, ZHUANG Z, et al. Domain-adaptive framework for ACL injury diagnosis utilizing contrastive learning techniques[J]. Electronics, 2024, 13: 3211.

[2]DEVANA S K, SOLORZANO C, NWACHUKWU B, et al. Disparities in ACL reconstruction: the influence of gender and race on incidence, treatment, and outcomes[J]. Curr Rev Musculoskelet Med, 2022, 15(1): 1-9.

[3]PARSONS J L, COEN S E, BEKKER S. Anterior cruciate ligament injury: Towards a gendered environmental approach[J]. Br J Sports Med, 2021, 55(17): 984-990.

[4]XIAO M, LEMOS J L, HWANG C E, et al. Increased risk of ACL injury for female but not male soccer players on artificial turf versus natural grass: A Systematic review and meta-analysis[J]. Orthop J Sports Med, 2022, 10(8).

[5]MARTIN D, TIMMINS K, COWIE C, et al. Injury incidence across the menstrual cycle in international footballers[J]. Front Sports Act Living, 2021, 3: 616-999.

运动对健康与体重的影响

刘沐芸

(细胞产业关键共性技术国家工程研究中心)

摘要：一项为期10年的大型研究为我们绘制出一幅清晰的运动影响全景图，性别差异带来的运动效果存在较大区别。虽然运动不一定能带来很好的减重效果，但运动的益处还是显而易见的，我们应选择适合的运动，并养成良好的运动习惯。

关键词：运动减重；性别差异

一直以来，我们都认可运动有益健康，但在科学上，从分子水平解释为什么运动有益健康，并不是很清楚。为了在科学上回答这些问题，一项为期10年的大型研究于2015年开始，评估运动对大鼠和人类健康的影响，并于2024年5月1日在《自然》杂志上发表第一篇研究文章（*Temporal Dynamics of the Multi-omic Response to Endurance Exercise Training*）。该研究由运动分子传感器协会（The Molecular Transducers of Physical Activity Consortium）发起，该协会由来自斯坦福大学、麻省理工学院布罗德研究所和哈佛大学的科学家组成。

研究项目第一个要回答的问题是，揭示耐力运动在器官水平上对大鼠健康的影响。6个月的大鼠在小型跑步机上连续训练1~8周，在最后一次运动后的2天，研究人员测量大鼠19个器官和组织的分子应答。研究人员用各种不同的分子分析方法开展了1.15亿项测量分析，不能不说数量惊人，目的是希望看到运动给机体带来的变化。

与没有进行运动的同年龄段、同性别的大鼠组织进行比较分析发现，运动的大鼠在免疫应答、代谢、压力反应以及线粒体途径上均被激活，小肠、心脏以及大脑的免疫相关通路呈现提升趋势。对于在训练早期进行分析的大鼠,发现其肾脏中肌肉蛋白周转增加的标志物,以及更高的皮质激素水平,这可能与训练带来的生理压力相关。

这项研究为我们绘制出一幅清晰的全景图,可以帮助我们理解运动的时候我们的身体会发生什么?

研究还发现,不同性别对运动的反应不一样。经过同样的训练,8周后,雄性大鼠的最大摄氧量提升18%,雌性大鼠提升16%;雄性大鼠的体脂下降了5%,但肌肉量没有显著的变化,雌性大鼠的体脂没有显著变化,但不运动的雌性大鼠的体脂增加了4%;体重方面,不论运动与否,雌性大鼠的体重都有不同程度的增加,但雄性大鼠的体重变化不明显。

在大鼠的研究基础上,该研究团队的下一篇文章将研究人类对耐力和阻力训练的反应,会分析血液、肌肉和脂肪组织等的变化,预计2025年发表。看人类对运动的反应与大鼠对运动的反应是否类似,如果具有相似性,则大鼠的研究发现可以直接用于指导人类运动,帮助我们理解运动能调控哪些生理通路,了解哪些疾病与运动有关。

可以想象,随着我们对运动的生理影响有了更深入的了解,未来临床医生的处方中可能不再仅是药物治疗,还可能包含运动干预方案以治疗特定的疾病,比如,与代谢相关的非酒精性脂肪性肝病、炎症性肠炎和心血管疾病等。

换个角度来看,虽然不能减重,但运动能让我们更聪明。另一项研究(Exercise Plasma Boosts Memory and Dampens Brain inflammation via Clusterin)发现,大鼠定期的运动会显著改善大脑认知功能,促进大脑更多的血液流动。更多神经元具有更好的导航能力和记忆。运动的益处是显而易见的,我们还是应选择适合的运动,并养成良好的运动习惯。

参 考 文 献

[1]Temporal dynamics of the multi-omic response to endurance exercise training[J]. Nature, 2024, 629(8010):174-183.①

① 本书参考文献有部分缺项目的情况,因研究时间跨度较长,且多为英文文献、网络文献,补项难度较大,不影响研究结论,特此说明。

［2］TAKUO N, TOMOYASU I, MASAYOSHI O, et al. Regular exercise behavior is related to lower extremity muscle strength in patients with type 2 diabetes: Data from the Multicenter Survey of the Isometric Lower Extremity Strength in Type 2 Diabetes study［J］. Journal of diabetes investigation, 2018, 9(2): 426-429.

［3］MINSUN K, KYUM S K. Genetic approaches toward understanding the individual variation in cardiac structure, function and responses to exercise training［J］. The Korean journal of physiology & pharmacology: Official journal of the Korean Physiological Society and the Korean Society of Pharmacology, 2021, 25(1): 11-14.

［4］MARCEL M, SANJANA B, PRASAD M Y, et al. Novel generation of FAP inhibitor-based homodimers for improved application in radiotheranostics［J］. Cancers, 2023, 15(6): 1889-1889.

体重控制与欲望管理

刘沐芸

(细胞产业关键共性技术国家工程研究中心)

摘要：以往经验显示，由于存在显著的副反应或者效果不明显，制药公司的管理层都不愿将减肥药视为潜在的"重磅炸弹"，甚至出现"滑铁卢"现象。新上市的基于GLP-1的减肥药，通过模拟GLP-1激素的作用，帮助人们产生饱腹感，并在临床上有显著的效果。新药成功吸引了大批药企对减肥赛道的投入，未来要加强对药物价值评估和警惕赛道的过度用药。

关键词：GLP-1；减肥药；新药研发

一、减肥新药的研发带来对肥胖成因的思考

你是否有过类似的经历，本来正在忙着工作，但是到了某个特定的时间点，脑海中会不由自主地浮现喜欢的零食，甚至恨不得立刻停止手头的工作，马上就冲到楼下的超市或打开手机的外卖 App，买一些零食。在这种无法自制的对食物的渴望中，体重也不知不觉地攀升到一个新高度。

过去，当我们面对肥胖的人时，我们总是习惯性地将其肥胖的原因归咎于糟糕的生活方式与意志力不够——吃得太多但运动不足。但是，新上市的一个药品让我们开始认识到，肥胖的成因可能并不像我们以为的那么简单。

回顾制药工业与临床诊疗相互交织的发展史，"重磅炸弹"的研发与上市确实推动了临床上对疾病发生发展的重新认知，并革新相应的诊疗方

案。比如，"安定"在 20 世纪 60 年代改变了社会对焦虑的看法，"百忧解"在 20 世纪 80 年代改变了社会对抑郁症的认知。

2021 年上市了一款新的减肥药，除了带动形成新的"重磅炸弹"，也引发了有关成本、公平和文化偏见的讨论，还有可能改变人们对肥胖的认知，以及如何保持健康的看法和行为。肥胖并不仅仅是不好的生活习惯或意志力不够坚定造成的，也是一种实际存在的代谢类疾病，临床上也开始将肥胖和超重作为一种疾病进行治疗。过去，如果没有明显的并发症或行动不便，临床上鲜有针对肥胖的治疗药物或方法。

这个新上市的减肥药是一类肠促胰岛素类似物（或基于 GLP-1 药物），通过模拟 GLP-1 激素的作用，帮助人们产生饱腹感，从而减少进食，临床试验显示，定期注射该减肥药能导致惊人的体重减轻，高达基础体重的 1/5。

遗传分析与研究观察都告诉我们，肥胖能与一系列疾病联系起来，包括心脏病、糖尿病和许多类型的癌症。WHO 的一项研究显示，每年有 280 万人死于超重或肥胖。

首个成功的成药是 Semaglutide，由 Novo Nordisk 在 2021 年中期获批上市，用于治疗肥胖症，后在 2023 年新增了青少年肥胖症治疗。将肥胖作为适应证，意味着巨大的商机，一项研究指出，全球肥胖率已经飙升到 13%，几乎是 1975 年的数倍，仅美国就有大约 42% 的成年人和 20% 的儿童患有肥胖症[①]。据此预计，在未来不到 10 年的时间里，GLP-1 药物治疗肥胖的市场规模将接近 1000 亿美元，能超过其他任何药品的市场规模。

很多研究已经表明，这类药在减重的同时，还可以降低糖尿病患者的心脏病患病概率，并且正在开展的临床研究希望验证 GLP-1 对仅仅肥胖但没有合并糖尿病人群的心脏保护作用。可以想象，如果这个临床研究结果为阳性，应用潜力将会指数级放大，临床医生也普遍认为，该药将对公众健康产生巨大影响。

---

① cnBeta.COM. 美国 20 岁及以上人群约有 42% 患有肥胖症《平价医疗法案》与 GLP-1 药物几乎无关［EB/OL］. https：//www.cnbeta.com.tw/articles/tech/1434516.htm.

二、GLP-1 之前，谁也没有将减肥作为一个严肃的适应证

GLP-1 成功之前，大药厂几乎没有在减肥领域成功过，大家都不认为减肥是一个严肃的科学问题，虽然肥胖的人很多，但大家都对减肥药有市场持怀疑态度。这源于一系列的真实案例，最早的减肥药源于 20 世纪 30 年代，那时美国联邦贸易委员会开始追查含有动物甲状腺粉和泻药的药丸，20 世纪 50—60 年代，出现大量使用安非他命上瘾的人，同时发现安非他命上瘾对心脏有害。因此，大家普遍认为每一种减肥药都是无效的、令人不愉快或不安全的。

在 20 世纪 90 年代，当时有两种减肥药——芬氟拉明和芬特明，这两种药的组合形成一种节食热潮，但这种组合在极少情况下会损害心脏到肺部的动脉，导致残疾和死亡，生产芬氟拉明的药厂支付了 210 亿美元的和解金。

2008 年，由于具有增加自杀的风险，欧洲监管机构撤回了 Sanofi 生产的一种从未在美国获批上市的减肥药。2010 年，由于增加心脏病发作和中风的概率，Abbott Lab 主动撤回了其减肥药 Meridia。十年前有 3 家减肥药制造商是当时股市上最受欢迎的公司，但是他们的产品在商业上都不成功，基本都是"安全但无效"的减肥药。

回顾历史，我们知道了为什么制药公司的管理层都不愿将减肥药视为潜在的"重磅炸弹"。从这些具体的案例来看，有的减肥药由于显著的副反应使患者无法坚持服用，有的减肥药虽然没有副反应，但是效果不明显，患者没有动力坚持服用，都很难有收益。因此，大药厂也没有将减肥药严肃对待。

三、GLP-1 改变了糖尿病的治疗

GLP-1 的出现让一切变得不同了，临床中许多医生为此感到兴奋，因为糖尿病的治疗已经发生了变化。第一个 GLP-1 是艾塞那肽，商品名为 Byetta，用于治疗糖尿病，是由布朗克退伍军人管理医疗中心的内分泌学家 John Eng 在吉拉怪物的毒液中发现的，与刺激胰岛素产生的 GLP-1

相似。

经过 Lilly 和生物公司的合作，Byetta 在 2005 年获批上市，那时是每天注射 2 次，不像现在的肠促胰岛素每周注射一次，同时，还有一些副反应如恶心、腹泻、呕吐，并且有可能引发罕见的胰腺炎。

随着 Byetta 的成功，胰岛素的生产厂商看到潜在商机，着手沿着成功的足迹做一些改进，提升药物的耐受性和长效性，以降低患者的使用频次。

随着改进型药物的依从性越来越好，糖尿病患者能按照医嘱长期服药，发现体重下降非常明显，于是制药公司开始在没有并发糖尿病只是肥胖的人身上测试这些药物。2014 年，Novo 公司的 Liraglutide 获批上市，用于肥胖人群的体重管理。

研究还显示，Liraglutide 可以使糖尿病伴随的心血管死亡风险降低 22%[①]，过去的糖尿病治疗药物对其伴随的心脏病发作和中风风险没有显著的效果。

现在，改进的 GLP-1s 已获批上市，用于治疗糖尿病和肥胖。其中，肥胖人群体重管理的临床研究显示，该药能减轻体重至少 15%。同时，Eli Lilly 公司开发了 Trizapatide，用于糖尿病治疗，同时靶向 GLP-1 和 GIP（葡萄糖依赖性胰岛素肽）。目前该药也在开展针对肥胖的临床研究，同时观察能否对近肥胖的人群有预防心脏病的益处。研究发现，此药物最高剂量的使用可以减轻体重 20.9%，是减重最显著的研究数据。

至此，这个赛道就热闹了，之前那些认为减肥市场没有"钱"途的大药厂也纷至沓来，着力找到一点点不同的地方，比如剂型的创新和多靶点等。

四、生产商关于肥胖的新叙事

赛道的热闹让这些公司在开发新产品的同时，也抓住机会开始大力推广肥胖的医学干预。比如，开始出现一些面向公众的关于肥胖的教育活

---

① 严晓伟. 关注利拉鲁肽在 2 型糖尿病治疗中的心血管益处 [J/OL]. 中华内分泌代谢杂志，2015，31（1）：86-88. DOI：10.3760/cma.j.issn.1000-6699.2015.01.020.

动，让公众认识到肥胖不但是一种生理疾病，需要治疗，而且是一种慢性、可以治疗的疾病，不是靠自律就能完成的。

随着这些关于肥胖新叙事的传播，大众开始竞相争取，甚至有人为了拍婚纱照好看，或为了即将到来的重大活动上镜好看，提前注射药物减重，为此 2023 年期间相关药物还出现了短缺。这种大众直接找到医生要求开具某一个特定处方药的情形，不禁让人回想起从前他汀药的"盛况"，当然好的一面是，仅在美国，降胆固醇药物的普及每年就挽救了近 4 万人的生命，但也正是过度普及，发生了很多严重的副反应事件，导致很多上市的新药因为安全性被撤回。

现在 GLP-1 类药物也是如此，可能确实有效，但毕竟是处方药，需要对症用药，过度营销在导致滥用的同时，也会导致更多的不公平，价格的昂贵或一些美容等非疾病治疗需求导致的供不应求，反倒降低了一些真正有需要应用该类药物人群的可及性。

医学专家怎么看？GLP-1 的出现的确改变了临床中许多肥胖专家对肥胖机制的看法，过去我们一直都认为体重过高就是因为缺乏足够的意志力，但现在一项又一项的研究告诉我们，肥胖并不都和意志力有关，比如遗传因素导致的肥胖，当我们尝试减肥时，新陈代谢和激素水平会发挥背道而驰的作用，仅仅依靠改变饮食和锻炼并不能达到持续的减肥效果。

总体上，大家还是认可 GLP-1 的临床效果，即能获得与减肥手术一样的效果。因此，对那些无法通过"少吃多动"实现减重的人来说，该种药的上市是一种新的选择。虽然疗效良好，但它可能无法从根本上改善肥胖，毕竟有多种原因可引起肥胖，比如胰岛素分泌过多、压力过大或者对糖上瘾等。

GLP-1 的上市以及对体重减轻的非凡效果，也开始改变大家对肥胖的认识，这离不开医药公司的"推波助澜"，过去学界和医疗界都致力于讨论如何向资源匮乏地区推广儿童/青少年行为体重控制项目，但现在同样讨论体重控制的问题时，基本都会提到将药物整合进干预控制项目中。

我们还要认识到，虽然肥胖有基因的原因，但还有一些肥胖是环境导致的，比如不健康的饮食习惯、少运动/不运动的生活方式等。即便现在有了一个疗效很好的治疗性药物，我们也不能忽略生活方式和饮食习惯对健康和体重的长期影响，忘记减重是为了身体健康这一研发 GLP-1 的初衷，因为健康的身体不仅是体重的下降，更是综合性指标的改善，包括良好的饮食习惯和生活方式。

五、GLP-1 是否真的有益处呢

我们评估一个药物是否有益时，必须与其潜在的风险进行权衡。GLP-1 直接的副作用包括腹泻、恶心和呕吐，也有报道称会发生罕见的胰腺炎。但最为重要的是，要保持体重需要长期服用，目前还未有数据表明服用数十年后会对人体产生什么样的影响。比如，长期服用后会产生耐药吗？如果有耐药，那为了维持减重效果会不可避免地增加剂量，这又会带来什么影响呢？目前还不得而知。

铺天盖地地宣传"肥胖是一种即刻需要治疗干预的疾病"，那是否会形成或出现经济学中经常讲的"unintended consequence"（非预期后果）呢？在提升代谢益处和心血管健康的同时带来心理伤害，比如青少年肥胖患者还没有形成稳定的社会人格，难以分辨肥胖的真正成因，会影响自我认同感。

我们还要认识到，这个处方药能对体重过重这一类高危人群带来降低心脏病发作的益处，如果大众仅仅关注其对体重的减轻，可能会引发新的问题，药品的供应是否能满足真正需要这个药用以改善健康状况的人群，或引发其他潜在的健康问题？

六、良好的减重效果引发的担忧

美国一个评估药物成本效益的非营利组织（ICER）在 2022 年下半年发布了一项研究报告，按照 GLP-1 治疗肥胖这个单一适应证，美国有几乎一半的人符合对症使用范围，如果所有对症的人群都应用此药的话，将给医疗系统造成沉重的支付负担。我国也有可能出现类似医疗系统压力过大的情形，我们需要未雨绸缪，提前制订应对计划。

参 考 文 献

[1]美国20岁及以上人群约有42%患有肥胖症《平价医疗法案》与GLP-1药物几乎无关[EB/OL]. https://www.cnbeta.com.tw/articles/tech/1434516.htm.

[2]严晓伟.关注利拉鲁肽在2型糖尿病治疗中的心血管益处[J].中华内分泌代谢杂志,2015,31(1):86-88.

[3]王潇雨.从政策到行动多维度控制体重[N].健康报,2024-05-21(2).

精准医疗实现了吗

刘沐芸

（细胞产业关键共性技术国家工程研究中心）

摘要：自从国际上提出发展精准医疗已经过去20多年，目前仅有部分技术手段成为常规治疗方式，需求与供给之间仍然存在种种堵点，如何让创新药的投入转化为经济产值，让创新成果让大众用得上、用得起，依然是未来需要关注的关键点。

关键词：精准医疗；临床转化

2003年，国际上首次提出利用人类基因组计划的成果发展精准医疗，那时，我们普遍预计10年内，能通过预测性基因测试了解每个人未来患某种疾病的概率，并能提前采取健康促进和疾病预防措施予以有效干预。并预想，癌症治疗将能精确地针对特定的肿瘤分子靶点，个人遗传信息将被常规地用于指导患者用药以及用药后监测。

2020年，基因编辑技术获得当年的诺贝尔化学奖，并且基因编辑技术已经用于药物设计，有望用于寻求治疗糖尿病、阿尔茨海默病及一些精神疾病的有效方法。

20年后的今天，从科学研究这一维度来看，当时设想的精准医疗有一部分已经成为现实，例如，针对一些单基因遗传性缺陷的基因治疗相继问世，但精准治疗仍然没有成为临床的常规诊疗方法，无法令更多人获益，其中有科学障碍需要克服，如已经上市药物的高昂成本所导致的可及性障碍等。

经过20多年的发展，尤其是细胞与基因治疗的进展，我们也认识到，精准医疗在提升临床诊疗效率的同时，也能有效提升医疗卫生体系的运行效率。监管部门也开始以基因靶点批复新药上市，但临床上难以同步进化，早年以靶点获批上市的曲妥珠单抗、吉非替尼和伊马替尼等靶向药物，是通过破坏某些已知能促进癌症生长的靶向蛋白来发挥治疗作用的，最近才开始在临床中以其作用靶点为用药依据。

精准医疗的主要基础就是，以研究基因、蛋白质和某 RNA 等分子活动为基础，以期从疾病的发生发展过程中找到突破口，因为我们对遗传学和疾病分子起源的基础理论知识的爆炸性增长，能使我们在某一天有能力在疾病迹象出现之前就能诊断并予以提前干预，以改变疾病的发生发展轨迹。自 2003 年以来，生命健康领域的科学家与企业家已经将至少 10 万项分子检测、350 种分子靶向药物推向市场，并且已经有超过一半的癌症治疗临床试验的疗效评价是针对靶向遗传特征展开的。这些陆续推出的分子检测和靶向治疗，有望在未来的某一天实现我们对精准医疗的最初设想：在合适的时间为合适的患者进行合适的治疗，以改变疾病的发展轨迹，并降低总体治疗费用和疾病负担。比如，液体诊断能更快更早地查明破坏性的遗传缺陷及其原因；基因修饰的免疫细胞能对癌症患者形成持久的免疫力，实现治愈性的治疗效果。

虽然基因治疗的单价很高，但具有一次性治愈效果的基因治疗能有效降低长期、持续治疗费用，消除需要长期治疗才能控制的疾病对医疗保健体系的压力。因此，要推动精准医疗成为临床常态诊疗方法，除了科学的进步和监管审批的同步，还需要更新当前大家习以为常地"少量多次甚至持续"对疾病管理式、维持式的支付方式，转为匹配精准医疗改变疾病发展轨迹的"治未病"或治愈疾病的"一次性"支付方式。

因此，生命科学、精准医疗的研究资助不应仅仅局限在研究新产品和新技术的科学性上，以及其"可望而不可即"的临床前景上，精准医疗20年的发展历程告诉我们，政府的研究资助经费是时候要重点关注如下几个方面了：一是为什么临床上那么多人难以获得具有革命性疗效的产品；二是存在哪些技术障碍与政策障碍；三是这些领域的研究与障碍的破除至少要与基础研究获得同等重视，用以解决横亘在需求与供给之间的种种桎梏，毕竟创新药的支持投入要转化成为经济产值、成为孵化产业的必经之路，就是要让大众用得起、民众用得上。

参 考 文 献

[1]王闻雅，王丽丽，黄慧瑶，等．中国和欧洲精准医疗发展现状研究[J]．中国医药导刊，2024，26(1)：2-43.

[2]中国和欧盟精准医疗发展：从概念到实践[J]．中国医药导刊，2024，26(1)：1.

[3]杜静婷，冷烨，祁婉婷，等．精准医疗临床研究的关键挑战与优化建议[J]．中国医药导刊，2024，26(1)：44-47.

"在地老化"与医养托育一体化策略

黄文宇

(深圳大学人口研究所)

摘要：随着老龄化程度持续加剧，传统家庭养老模式难以为继，高昂的机构养老费用等使得养老问题成为当前重大的社会民生问题。社区居家养老是我国解决养老问题可能的有效之策，是让老年人在自己熟悉的环境中度过晚年生活并实现"在地老化"的必要条件。目前，我国社区居家养老体系构建已取得初步成效，但仍处于建设初期且存在较多问题。通过借鉴中国台湾、日本、韩国以长期照护为核心的社区居家养老体系，我国未来可从强化医养结合、聚焦精神慰藉两方面发力，在宏观制度层面持续优化长期照护保险制度、锚定老年人实际需求，因地制宜建立恰当的社区居家养老运作模式。通过前瞻规划"在地老化"与医养托育一体化融合，打造能够实现老年人"在地老化"的社区居家养老体系。

关键词：社区居家养老；"在地老化"；长期照护；医养托育

一、引言

根据 1956 年联合国《人口老龄化及其社会经济后果》确定的分类标准，65 岁以上人口占比高于 7%，是一个国家或地区进入老龄化社会的重要标志。我国于 2000 年正式步入老龄化社会，20 余年来人口老龄化程度持续加剧，截至 2023 年底，我国 65 岁以上人口总数超过 2.1 亿人，占总人口比重为 15.4%，65 岁以上人口占比相较 2000 年已翻倍。养老问题在人口老龄化程度持续加剧的时代背景下成为一大难题。受限于家庭结构小型化、劳动力跨区域务工、父母子女分居成为时尚等，过去依赖子女等家庭养老资源投入的传统家庭养老模式难以为继；而子女把父母送进养老院等机构养老模式，不仅为家庭带来沉重的养老支出负担，在我国传统文化背景下也被视作不孝行为，不利于家庭和睦。在家庭养老和机构养老基础上建立一种折中的养老模式，让老年人能够尽可能待在其熟悉的地方实现"在地老化"，推动着社区居家养老这一新模式的诞生。

社区居家养老，通过把社区这一重要照护力量融入家庭养老，构建"家庭供养+居住在家+社区服务"的局部社会化养老模式，为老年人提供一种新的养老选择。一方面，社区居家养老通过融合医养服务，可满足身体机能较好的老年人的医养需求，延长老年人在自己熟悉的家或社区中的生活时间，避免将其过早地送入养老院；另一方面，社区居家养老可以整合社区内既有存量资源，无须额外新增大量基建投资即可为老年人提供大部分服务，为政府和老年人节约大量成本。社区居家养老有助于同时解决家庭养老资源不足、机构养老费用高昂两大问题，是我国未来应对养老问题可能的有效之策。

二、社区居家养老的定义与延伸

（一）社区居家养老的定义

过去，学术界对于养老领域部分概念理解未取得统一意见，尤其是居家养老和社区养老，这两个概念存在交叉，无法完全分割。但如今学术界已基本形成较为统一的意见，社区养老应该与居家养老相结合，形成概念上更为广泛的"社区居家养老"。社区作为为老年人提供养老服务供给的平台，无法直接提供充裕的养老服务支持（赵静，2019），社区养老在我国并不能成为一种独立的养老模式。居家养老、家庭养老、社区居家养老由于概念上存在交叉关系，容易产生混淆，"居家养老"一词常被误解为"家庭养老"，没有体现社区照料对于家庭照料的辐射作用。只有当"居家"与"社区"两词联合使用才能明显体现社区居家养老与家庭养老的差异之处，不应将"社区居家养老"简约为"居家养老"（胡湛，2022）。

本文所定义的社区居家养老与学者章晓懿的定义一致。社区居家养老强调社区的依托功能和对居家的辐射效用，社区居家养老是以家庭为核

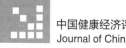

心、以社区为依托、以专门化的服务机构为载体、以上门服务和社区机构为服务形式，借助社区整合正式性与非正式性的资源，为居家的老年人提供社会化养老的方式（章晓懿、刘帮成，2011）。社区居家养老是家庭养老和社区养老的合并统一，其服务对象是希望在家或社区中接受照料的老年人。

（二）社区居家养老的进一步延伸："在地老化"

"在地老化"一词翻译自英语"Aging in Place"。国外学者很早就对"在地老化"开展研究。Lawton（1977）认为，"在地老化"是一个复杂的多维现象，是人与环境之间相互协调发展的过程；Chapin 和 Dobbs－Kepper（2001）认为，"在地老化"这一概念跟照料服务联系紧密；Cutchin（2003）认为，"在地老化"是一种政策理想；Wiles 等（2012）认为，"在地老化"不仅关乎老年人的住房和家庭，还关乎老年人的情感依恋以及老年人与所居住的社区的联系；Golant（2015）认为，"在地老化"是老年人的一种行为，是其对自己晚年生活方式的一种选择。

本文对于"在地老化"的理解更贴近长期照护、人与环境协调发展的结合，与中国台湾地区的"在地老化"概念相一致。"在地老化"是指身体状况尚未严重到必须依赖机构提供专业医疗服务的老年人，尽可能地延长自身留在家或社区中的生活时间，借助社区居家养老这一方式，享受由社区专业人员、家庭成员提供的长期照护服务；同时，社区针对老年人的需求进行与之相对应的规划与改造，让老年人能够在熟悉的环境中提升情感体验，幸福、美满、有尊严地度过晚年生活（王人卉、林俪蓉，2016）。社区居家养老是实现"在地老化"的必要条件，"在地老化"是在社区居家养老基础上的进一步延伸。

三、我国社区居家养老实践及存在的问题

（一）我国社区居家养老实践

我国社区居家养老发展起步较晚，但经过一系列探索及改革，已具备初步成功经验。按运营模式分类，我国社区居家养老模式可分为志愿服务互助养老模式、全链条式养老模式、家庭养老照护床位模式、创新政府购

买服务模式、老年群体互助养老模式，这些细分的养老模式由当地根据实际情况不断调整而最终形成，具体如表 2.1 所示。

表 2.1　我国社区居家养老运营模式归纳

代表区域	运营模式	模式简介
南京市、北京市	志愿服务互助养老模式	志愿者将参与公益服务的时间存进"时间银行"，当自己遭遇困难时可以从中支取"被服务时间"，通过"时间银行"中介来整合资源，对服务时间进行量化，实现劳动成果的延期支付
南通市	全链条式养老模式	养老机构承接运营社区养老服务设施，延伸开展居家养老服务，让专业照护团队走进老年家庭，开展形式多样的社区居家养老服务项目
北京市	家庭养老照护床位模式	依托就近的养老服务机构，为居家养老的老年人提供基础服务和专业服务；基础服务由签约养老服务机构提供，服务费用参照养老机构床位运营补贴，由财政资金保障；专业服务由服务对象或代理人与签约养老服务机构共同商定，服务费用由服务对象自行负担
南京市	创新政府购买服务模式	政府购买居家上门照护服务，对老年人、重度残疾人、困境儿童等群体上门照护服务需求进行打包，引入专业第三方社会机构，采用"基础服务+个人定制服务"结合方式
辽宁省和上海市	老年群体互助养老模式	农村幸福院模式（辽宁省）：政府出资兴建，实践中采取村级主办、互助服务、群众参与的形式；乡镇成立养老服务互助会，配置服务设施设备。经济帮扶模式（上海市）：通过流转农民的闲置房屋，由村级经济合作社或第三方连锁化专业化团队统一管理，通过发展乡村旅游、引进创意团队入驻等，使农民从闲置房屋流转中获得收益

资料来源：杨良初和施文凯（2022）。

（二）我国社区居家养老模式存在的问题

虽然我国在社区居家养老领域已取得一定发展成果，但也存在一些问题。一是社区的角色尚未完全被老年人接纳。张强（2018）研究发现老年人长期以来对于社区的认知仍停留在行政层面，"不办事不去居委会"的思想根深蒂固，社区即使提供活动场地也不能获得老年人的青睐，导致社区的活动设施利用率极低。二是社区和老年人之间在生活服务提供方面存在信息不对称。多数老年人对于社区居家养老的福利政策并不了解，社区对社区居家养老服务的宣传力度不足，部分社区服务需要老年人申请才能使用（张强，2018），导致老年人对于社区提供的生活服务使用率低。三是老年人对于社区居家养老服务的购买意愿不足。一方面，现有社区居家养老服务多集中在家政服务，对于精神慰藉、医养服务等发展不足（司富春，2016），导致养老服务供给缺乏多样化；另一方面，受制于传统观念，老年人对于社会化的养老服务接受程度低，较为抗拒，不能意识到社区居家养老服务是政府提供的社会福利（肖文涛、王赣闽，2019；杜智民、康芳，2020），导致社区居家养老服务难以推广。四是社区居家养老医养结合的建设不足。目前社区居家养老没有把大多数高龄、患慢性病的老年人纳入考虑范畴，老年人养老服务需求评估机制缺失（杜智民、康芳，2020），政府、社区、企业、社会组织以及医疗机构之间存在利益分歧，限制医疗机构这一主体的决策能力（胡翔凤，2020），协调多方主体打造社区居家养老医养结合的机制尚未建立。

四、以长期照护为核心的社区居家养老体系经验借鉴

从我国社区居家养老实践中暴露的问题可以发现，社区的角色尚未被老年人完全接纳，社区所提供的服务未能完全匹配老年人的需求，医养功能也尚未与社区完全融合。此外，虽然社区居家养老相较机构养老在养老服务供给方面费用较低，但也无法做到纯公益形式的免费供给，在我国大部分老年人养老金并不充裕的情况下，较难激发老年人主动购买服务的欲望。社区居家养老在我国仍处于发展初期，建立完善的社区居家养老体系任重而道远，尤其是建立以长期照护为核心的社区居家养老体系，是实现老年人"在地老化"的重要保障。中国台湾、日本、韩国在打造以长期照护为核心的社区居家养老体系方面拥有更多先进经验，值得借鉴。

（一）长期照护保险制度

1. 中国台湾长期照护保险制度

中国台湾目前实施长期照护2.0计划。由于长期照护1.0计划服务对象不多元、服务单位不弹性、服务单位无联结，台湾当局在长期照护1.0计划基础上进行改进与完善，于2018年正式推行长期照护2.0计划，以期为实现老年人"在地老化"提供支持。长期照护2.0计划在长期照护1.0计划基础上，进行了大幅度修改。在服务对象方面，长期照护2.0计划增

加了四大类老年人，使得覆盖的老年人群体最低年龄降低至49岁；在服务内容方面，长期照护2.0计划增加了九项服务，包括对失智老人的照顾服务、社区的整合性服务、预防性服务等，通过增加九项服务，长期照护2.0计划使得社区居家养老服务向前延伸至预防性照顾服务，向后延伸至居家安宁养老服务，进一步丰富社区的功能。同时，在长期照护2.0计划中，政府会对老年人使用相关服务所产生的费用进行一定额度的报销，也会对私人服务提供方进行一定程度的补贴。通过长期照护2.0计划，家庭、社区、市场化力量、政府等多方主体相互配合，实现协调发展（见表2.2）。

表2.2　中国台湾长期照护1.0计划与长期照护2.0计划对比

项目	长期照护1.0计划	长期照护2.0计划
服务对象	65岁以上老人、55岁以上山地原住民、50岁以上身心障碍者、65岁以上仅工具性日常生活活动（IADLs）失能且独居的老人	在1.0基础上再增加四大类：50岁以上失智症患者、55岁以上平地原住民、49岁以下失能之身心障碍者、65岁以上衰弱者
服务内容	①照顾服务（居家服务、日间照顾、家庭托顾）；②居家护理；③居家复健；④送餐服务；⑤交通接送；⑥辅助服务；⑦喘息服务；⑧机构服务	在1.0基础上再增加九项：①失智症患者照顾服务；②原住民族地区社区整合型服务；③小规模多机能服务；④家庭照顾者支持服务据点；⑤成立社区整合型服务中心、复合型服务中心和巷弄长照站（ABC模式）；⑥社区预防性照顾；⑦预防失能或延缓失能之服务；⑧出院准备服务；⑨居家医疗

资料来源：台湾卫生福利署；Hsu和Chen（2019）。

2. 日本长期照护保险制度

日本的长期照护保险又称"介护保险"，设计该制度的初衷是日本当局希望建立一个基于社区的综合护理系统，协调家庭和机构并提供多功能的综合服务，进而维持需要长期护理的老年人日常生活的连续性，并允许他们留在自己的社区（Morikawa，2014）。目前，日本所实施的长期照护保险制度已经过两轮大幅度改革，运作机制见图2.1。长期照护保险制度涉及医疗机构、老年人及其家庭成员、政府、社区，以及私营长期照护服务提供方。市政府负责对老年人的申请资格进行核查，制定对应的福利额度，并对社区及长期照护提供方进行管理；医疗机构则通过把派出机构"嵌入"社区中建立服务据点，在社区中满足老年人的医养服务需求；社区则扮演纽带的角色，对接市政府、老年人、私营长期照护服务提供方，遵循市政府的规定建立社区服务网络从而整合长期照护保险系统外的社区资源，必要时建立社区照护委员会为社区建立服务网络提供支持；私营长期照护服务提供方则与政府、照护经理进行协调，根据实际需求在社区中提供对应的长期照护服务。服务项目进一步可细分为居家护理、专门机构护理（张映芹、许易，2015），居家护理主要是上门生活服务以及社区的预防性服务，包括上门护理、上门洗浴、上门看护、住宅改造、社区暂时托、社区日托、社区护理等服务，而专门机构护理则是专业的医养服务，包括护理保健服务、医疗护理服务以及疗养护理服务。长期照护保险的建立，实现了多方主体配合与协调发展，为社区居家养老提供了规范化和可操作、完善性强的指引，为老年人实现"在地老化"提供了有力支持。

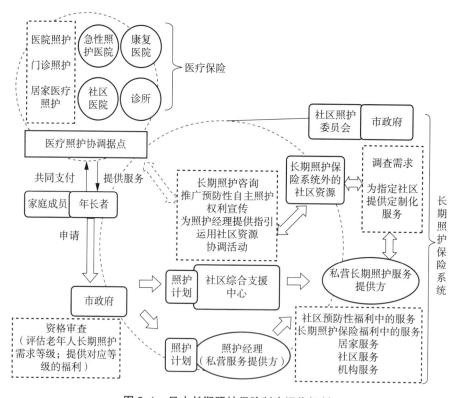

图 2.1　日本长期照护保险制度运作机制

资料来源：根据 Morikawa（2014）绘制。

3. 韩国长期照护保险制度

韩国于 2008 年正式实施长期照护保险制度，同样致力于通过社区居家养老，尽可能延长老年人在社区中的生活时间。韩国对长期照护保险的服务对象做出详细的规定，通过对老年人进行打分把老年人分成六类，根据老年人身体失能的严重程度，有针对性地予以不同额度的服务项目补贴。服务项目可划分为居家服务、社区服务及机构服务三类。其中，居家服务包括上门照护、上门沐浴、上门疗养，以及上门类其他服务，致力于为老年人提供生活服务，延缓老年人身体机能衰退；社区服务则包括昼夜间看护、短期看护，形式上类似于社区暂时托服务与日托服务；机构服务则是专门的医养服务，用于维持和改善老年人的精神与身体功能。相较中国台湾与日本，韩国长期照护保险的精细化分级，在提升服务效率的同时，体现了对老年人更为细致的关怀（见表 2.3）。

表 2.3　韩国长期照护保险补助额度

项目类别	收费金额（韩元）							
上门照护	0.5 小时	1 小时	1.5 小时	2 小时	2.5 小时	3 小时	3.5 小时	4 小时
	15430	22380	30170	38390	44770	48170	52400	61950
上门疗养	<30 分钟			30~60 分钟			>60 分钟	
	37840			47450			57090	
上门沐浴	沐浴车内 >60 分钟		沐浴车内 40~60 分钟		屋内用车 >60 分钟		屋内用车 40~60 分钟	非上门形式 >60 分钟	非上门形式 40~60 分钟
	78580		62864		70850		56680	44240	35392
短期看护	等级 1		等级 2		等级 3		等级 4	等级 5
	60490		55020		51750		50390	49010
昼夜间看护	3~6 小时		6~8 小时		8~10 小时		10~13 小时	>13 小时
等级 1	36950		49530		61600		67870	72780
等级 2	34210		45880		57070		62870	67420
等级 3	31580		42350		52690		58080	62280
等级 4	30140		40910		51250		56620	60840
等级 5	28700		39450		49790		55180	59400
认知等级	28700		39450		49790		49790	49790

续表

项目类别	收费金额（韩元）				
共同生活	等级1	等级2	等级3	等级4	等级5
	65750	61010	56240	56240	56240
机构服务	等级1	等级2	等级3	等级4	等级5
	74850	69450	64040	64040	64040
每月疗养费上限	等级1	等级2	等级3	等级4	等级5
	1672700	1486800	1350800	1244900	1068500

资料来源：https：//www.longtermcare.or.kr/npbs/e/e/100/htmlView？pgmId=npee401m01s&desc=ExpensePayment.

（二）社区居家养老运作模式

1. 中国台湾社区居家养老运作模式

目前中国台湾实际运营的社区居家养老模式为A-B-C模式，致力于打造小规模多功能的社区综合服务中心，形成社区整体照护模式（陈杏子等，2017）。A-B-C模式中的A级单位是长期照顾旗舰店，其负责整合B级单位与C级单位的资源、按照区域长期照护管理中心研拟的照顾计划进行协调与连接服务资源、开创当地需要单位发展的各项长期照护服务项目、宣传相关咨询、串联A-B-C服务、提供日间照护服务和居家服务等；B级单位是长期照顾专卖店，其负责提升社区服务质量、协助民众获得多元服务、提供上门服务和喘息服务等；C级单位是长期照顾巷弄店，负责提供便利性的照护服务和喘息服务，向前延伸强化社区初级预防功能，具体为营养堂食服务、临时托顾服务、喘息服务以及预防失能服务。

中国台湾通过建立A-B-C模式，把养老服务"嵌入"社区，打造小规模多功能性社区，提升社区医疗功能、照顾功能、生活支援和预防功能，从而弥补家庭照料的不足，实现辐射家庭的作用。该模式中，在社区设立长期照顾管理中心，定期对老年人情况做出评定，并为A-B-C服务网点提供参考建议；A-B-C服务网点之间配备社区巡回车与随车照护员定时接送老年人，车程在30分钟以内，老年人只需要接触到A、B、C级中任一等级的服务，就可以接触整个社区A-B-C模式的整合服务网。以公益为目的设立的财团法人、社团法人、社会福利团体可以参与提供社区居家养老服务，但需要按直辖市、县政府约定的标准执行（见图2.2）。

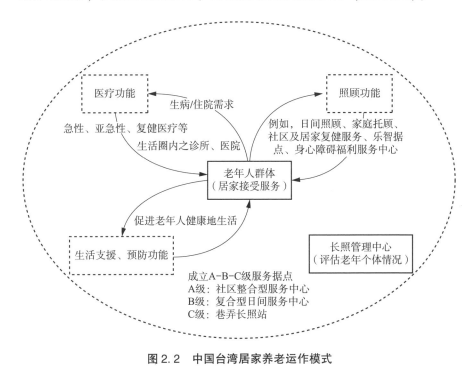

图2.2　中国台湾居家养老运作模式

资料来源：根据台湾卫生福利署的资料绘制。

2. 日本社区居家养老运作模式

日本同样致力于打造小规模多功能的社区综合服务中心，形成社区整合照护系统。通过打造社区整合照护系统，利用"嵌入"方式把相关的养老服务整合至社区，提升社区的医疗功能、介护功能、支援和预防功能，丰富老年人所能享受到的社区居家养老服务。该模式中，有照护管理专员以及照护经理为老年人制订照护计划与协调服务，还有丰富老年人业余生活与精神需求的老年俱乐部、志愿者群体、非营利组织等。其中，东京都"白十字居家志愿者之会"是非营利组织的一个典型例子（杨亚楠、王星星，2021），该组织在社区中建立起公益性的综合咨询室——生活保健室，提供咨询服务、开展医疗讲座、促进老人沟通、培训志愿者、提供情感寄托、提供实习机会，进一步拓宽了原有社区的功能，获得当地居民的广泛好评（见图2.3）。

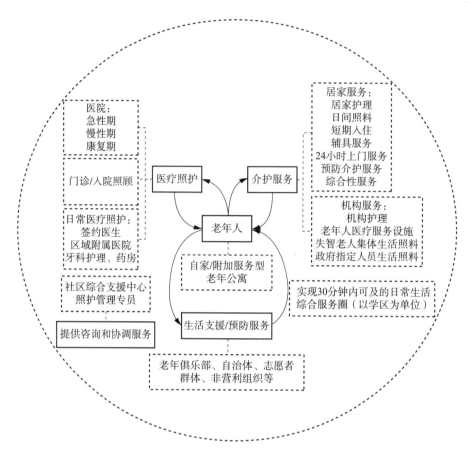

图2.3 日本社区居家养老运作模式

资料来源：根据日本厚生劳动省、吴莹等（2022）资料绘制。

此外，在社区环境建设方面，考虑到老年人群体代际间的情感需求，日本目前正在推广适合各个年龄段人群居住的大型混合社区（尹文清、罗润东，2016），实施"银色住宅计划"，设立70亿日元规模的基金用于加强老年人住宅的适老化改造。同时，日本推出费用低廉的"三代同堂"式住宅并予以购房者贷款优惠，从而鼓励年轻人与父母同住，增添社区和家庭对老年人的关怀。

3. 韩国社区居家养老运作模式

韩国的社区居家养老运作模式与中国台湾、日本相似，但其更强调在家庭养老方面的激励措施。韩国通过弘扬孝道文化、制度手段，利用"政府+社会"重塑家庭养老功能。在弘扬孝道文化方面,韩国从幼儿园到大学都开展了以孝道为核心的伦理课程,学校和社会团体时常组织孝文化实践活动,政府引导社区各界关注老年人的福利,营造良好的孝道氛围;在制度手段方面,赡养父母的子女在支付年金时政府予以年金优惠,因赡养父母而影响就业时子女可延长失业金领取时间,赡养父母的子女在继承遗产时可获得更高的继承额度并享受一定的遗产税减免。通过文化教育和制度激励,韩国意图在社区居家养老运作模式中更充分地发挥家庭养老功能。

在社区建设方面,韩国重视社区业余生活设施的建设。在韩国,老年人福祉馆、敬老堂、老年人教室构成了老年人的社区业余生活设施(詹军、乔钰涵,2017)。在敬老堂中,老年人可通过自发性的友好聚会、趣味活动实现沟通交流,收获友情并获得就餐服务;在老年人福祉馆中,老年人可获得有关教育、兴趣爱好、社会活动的服务与情报,享受疾病预防、收入保证等服务;在老年人教室中,老年人可参加有关业余爱好、保持身体健康、收入保证等的学习节目,满足其自身参加社会活动的需求。通过建设社区业余活动生活设施,韩国旨在加强老年人群体在生活层面的沟通交流。

(三)对我国大陆构建社区居家养老体系的借鉴

综合中国台湾、日本、韩国发展以长期照护为核心的社区居家养老体系经验,我国大陆未来可在强化医养结合、聚焦精神慰藉两个方面着重发力。

一是在宏观制度层面持续优化长期照护保障制度。通过更完善的长期照护保障制度,提升社区生活服务质量以及医养服务质量,协调多方主体形成合力,减轻老年人的养老负担,提升老年人对社区居家养老的接受程度。目前我国共有49个长期照护保险试点城市,长期照护保险在我国仍处于"小步慢走"的探索阶段,存在覆盖对象不均衡、评估标准不完善、多元主体配合不协调等问题。推进长期照护保险的建设与进一步完善,政府端应持续发力,引导市场化力量以及专业机构服务往社区中"嵌入"服务,探索建立标准化、规范化的老年人身体机能评级机制,针对性制定操作性强的补贴政策,利用互联网和信息化技术建立起老年人的档案库与信息库等，推动我国长期照护保险痛点问题的解决。从制度上打通各主体间的信息壁垒，减少各主体间相互配合的沟通成本，统筹多元主体合力构建照护网络，为老年人实现"在地老化"提供制度保障。

二是锚定老年人实际需求，因地制宜地建立恰当的社区居家养老运作模式。尤其需要重视老年人的精神慰藉需求以及医养需求。可考虑推广建立老幼共享、养老托育一体化的社区，打造"一老一小"幸福家园，开展社区环境的适老化改造，构建多年龄段混住社区，定期举办以发挥老年人才能为主的公益活动等，加强老年人与社区成员间的沟通交流，丰富老年人的精神生活，打造对老年人友好的社区生态。同时，社区应为医疗机构提供场地保障，通过"嵌入式"引入专业化医疗机构，推动医疗资源进社区，强化社区的医养功能。此外，可在社区中建立老年人协会，以老年人协会为纽带联结老年人和社区，让老年人协会作为发声代表指导社区进行适应性改造，从老年人的角度出发，搭建老年人所需要的服务体系，而并非政府部门"虚"要的服务体系。加强宣传与走访，让老年人能够意识到社区在其养老过程中发挥的作用。多措并举让老年人能够真正地在自己熟悉且友好的环境中安然地度过晚年时光，实现"在地老化"。

参 考 文 献

[1]赵静.城市社区居家养老模式下的居住福祉研究[D].济南：山东大学，2019.

[2]胡湛.家庭建设背景下中国式居家社区养老模式展望[J].河海大学学报(哲学社会科学版)，2022，24(6)：11-17，129.

[3]章晓懿，刘帮成.社区居家养老服务质量模型研究：以上海市为例[J].中国人口科学，2011(3)：83-92，112.

[4]LAWTON M P. An ecological theory of aging applied to elderly housing[J]. JAE, 1977, 31(1)：8-10.

[5]CHAPIN R, DOBBS-KEPPER D. Aging in place in assisted living: Philosophy versus policy[J]. The Gerontologist, 2001, 41(1)：43-50.

[6]CUTCHIN M P. The process of mediated aging-in-place: A theoretically and empirically based model[J]. Social Science & Medicine, 2003, 57(6)：1077-1090.

[7]WILES J L, LEIBING A, GUBERMAN N, et al. The meaning of "aging in place" to older people[J]. The Gerontologist, 2012, 52(3)：357-366.

[8]GOLANT S M. Residential normalcy and the aging in place behaviors of older Americans[J]. Progress in Geography, 2015, 34(12): 1535-1557.

[9]王人卉, 林俪蓉. 在地老化意涵与面向之分析: 以台湾六都高龄福利措施为例[J]. 休闲与社会研究, 2016(13): 159-168.

[10]杨良初, 施文凯. 我国社区居家养老服务改革: 实践、挑战与建议[J]. 地方财政研究, 2022(9): 84-91.

[11]张强. 依老助老: 老年协会参与城市社区居家养老实践研究: 以武汉市W老年协会为例[J]. 西北人口, 2018, 9(3): 91-99.

[12]司富春. 中小城市社区居家养老模式和实践路径研究[J]. 中国发展, 2016, 16(4): 25-30.

[13]肖文涛, 王赣闽. 推进城市养老服务供求平衡的政府行为研究: 基于福州市鼓楼区政府购买社区居家养老服务的实践[J]. 中共福建省委党校学报, 2019(3): 87-94.

[14]杜智民, 康芳. 农村社区居家养老服务供给精准化的实践困境与优化路径[J]. 重庆社会科学, 2020(9): 130-140.

[15]胡翔凤. 社区居家医养结合养老服务多中心治理模式研究: 基于W市的实践[J]. 卫生经济研究, 2020, 37(11): 11-14.

[16]HSU C H, CHEN C F. LTC 2.0: The 2017 reform of home- and community-based long-term care in Taiwan[J]. Health Policy, 2019, 123(10): 912-916.

[17]张映芹, 许易. 日本护理保险制度对我国社会保障发展的启示[J]. 社会保障研究, 2015(3): 92-97.

[18]MORIKAWA M. Towards community-based integrated care: Trends and issues in Japan's long-term care policy[J]. International Journal of Integrated Care, 2014, 14: e005.

[19]陈杏子, 曾智, 沈永健. 我国台湾地区长期照护体系对大陆居家养老的启示[J]. 中国全科医学, 2017, 20(9): 1031-1036.

[20]杨亚楠, 王星星. 日本非营利组织参与社区养老服务的经验与启示: 基于东京都"白十字居家志愿者之会"的个案分析[J]. 社会保障研究, 2021(6): 65-72.

[21]吴莹, 张雪, 王瀚卿. 中国城市社区居家养老综合性服务体系探索: 借鉴日本社区综合性医护体系[J]. 东疆学刊, 2022, 39(1): 26-34.

[22]尹文清, 罗润东. 老龄化背景下日本养老模式创新与借鉴[J]. 浙江学刊, 2016(1): 174-179.

[23]詹军, 乔钰涵. 韩国的人口老龄化与社会养老政策[J]. 世界地理研究, 2017, 26(4): 49-61.

Part 3 | 产业观察

生命健康产业为改善和提高人的身心健康提供全面解决方案，当前，生命科学、生物技术、信息技术取得重大突破，商业模式创新和产业融合不断加速，生命健康产业迎来蓬勃发展的战略机遇期。

- 发展银发经济，需要加强对基础服务与产品的供给能力，鼓励社会资本参与，加大新技术、新产品、新模式的研发力度，不断健全银发经济相关标准和机制。

- 细胞治疗行业需要推进生产环节创新，通过数智化技术实现生产过程的智能化和自动化，以提高生产效率、降低成本，并确保产品质量的一致性。

- 细胞产业的科技创新要形成产业创新，需要结合技术特性进行模式创新。我国可以考虑重新评估医疗新技术的准入路径，提升前沿细胞治疗的临床可及性，促进产业发展。

- 放射性药物在肿瘤治疗领域的临床潜能和商业价值得到业界的普遍认可，但还需要依托以数智技术为核心的先进智造平台，克服生产、配送及供应链的挑战。

- "AI+医疗"产业已成为快速崛起的新兴产业，迫切需要加快完善健康大数据治理体系、打造"AI+医疗影像"智能生态、加强对"AI+新药"研发培育。

- 我国药企加快出海，但也面临着注册规则、监管差异、贸易保护主义等挑战，需要提升新药创制能力、全面参与国际医药产业分工与合作、积极开拓"一带一路"等新兴市场。

银发经济发展趋势与热点探讨

何渊源　郝婉婷

[综合开发研究院（中国·深圳），公共经济研究所]

摘要：银发经济概念在国际上并没有统一的定义，不同国家根据不同经济发展水平和不同老龄化发展阶段，对银发经济内涵的界定也在发展演变。随着我国老龄化进程的不断加速，全国逐渐重视银发经济。我国银发经济以居家养老、社区养老、养老院养老三种模式为主，并延伸出养老设施、养老产品、养老服务等满足基本需求的领域，以及智慧养老、养老金融、老年文旅等满足个性化需求的领域。目前，我国还存在供需不匹配、金融支撑不足、政策制度不完善等问题，未来需要加强对基础服务与产品的供给能力，鼓励社会资本参与银发经济发展，加大新技术、新产品、新模式的研发力度，不断健全银发经济相关标准和机制。

关键词：老龄化；银发经济

一、银发经济定义与范畴

（一）全球银发经济内涵演变

"银发经济"在国际上并没有统一的定义。不同国家根据不同经济发展水平和不同老龄化发展阶段，对银发经济内涵的界定也在发展演变。早在 20 世纪 70 年代，日本首先出现"银发经济"的说法。2008 年，欧洲议会正式采用"银发经济"一词。2014 年，经济合作与发展组织在《培育弹性经济》中将银发经济定义为"专注于为老年人生产和提供产品和服务的行业或经济部门"。欧盟委员会在 2015 年提出银发经济是"超过 50 岁的人口有关的公共和消费支出所产生的所有经济活动"。多数学者在概念界定中也将银发经济视为满足 50 岁及以上中老年人群需求的经济活动。随着银发经济在实践中不断发展，部分学者提出，银发经济作为一个广义上的经济体系，其面向的群体除了老年人，还应包含当时还年轻但正在经历增龄过程的群体及其为养老进行准备衍生的需求。

可以看出，国际上对银发经济内涵的理解经历了三个层次上的演变，老龄化初期将其视为面向老年期需求的产品服务体系，后来将其视为满足个体全生命周期需求的产品服务体系，进入深度老龄化社会后更多地将其视为适应老龄化社会需求的整个经济体系。从老年期的产品服务体系到全生命周期的备老和养老产品服务体系，再到适应老龄化需求的经济体系，折射出的是服务对象和服务内容的深刻变化。

（二）我国对银发经济的探索

1. 我国学界对银发经济的研究

我国学界对银发经济的研究起步较晚，集中在近十年时间，早期对银发经济的界定来源于对国外的借鉴，因此往往也将银发经济面向的群体限制在 50 岁或 60 岁及以上，比如，清华大学公共管理学院教授杨燕绥提出银发经济是在健康长寿和不断升级的消费需求下，组织生产、分配、流通和消费活动及其供应关系的总称。复旦大学老龄研究院院长、教授彭希哲提出银发经济主要指围绕衣食住行、文教娱乐、医护康养等为老年人提供各种产品和服务的生产、供给、消费，以及衍生的经济活动的总和。

2. 我国政策文件对银发经济的界定

2017 年，我国首次使用"银发经济"，其内涵也随时代和经济社会发展而调整完善。2017 年，中共中央、国务院发布《关于开展质量提升行动的指导意见》，提出要"加大'银发经济'群体和失能群体产品供给"。当时的银发经济仍然是一个模糊的概念，且提出时也仅作为定语出现，与失能群体并列，并非政策文件的核心内容。在随后的两三年，基本没有出现带有"银发经济"字样的政策。

2020 年，中共中央发布《关于制定国民经济和社会发展第十四个五年规划和二〇三五年远景目标的建议》，提出要"积极开发老龄人力资源，发展银发经济"。此时，银发经济的概念更加偏向于生产端，强调的是老年人在经济发展中作为劳动力的作用。这一内涵在后续政策中也不断修订。

2021 年《中华人民共和国国民经济和社会发展第十四个五年规划和 2035 年远景目标纲要》在第四十五章第三节"完善养老服务体系"中提到，要"发展银发经济，开发适老化技术和产品，培育智慧养老等新业态"。此时的银发经济仍然被列为"养老服务体系"的一部分，或者被视为养老服务的补充并与其并列，强调的是与老年人相对应的产品。

在 2022 年的《全国人民代表大会常务委员会专题调研组关于实施积极应对人口老龄化国家战略、推动老龄事业高质量发展情况的调研报告》中提到，当前中国"银发经济发展不充分"，其中包括"市场有效供给不足""养老服务企业经营困难"两个问题。可以看到，此时银发经济的覆盖面进一步扩大，逐渐超出了养老服务的覆盖范围。

2024 年，国务院办公厅发布《关于发展银发经济增进老年人福祉的意见》，首次在政策文件的标题中使用"银发经济"的字样，称银发经济是"向老年人提供产品或服务，以及为老龄阶段做准备等一系列经济活动的总和"。至此，银发经济的内涵将老年人相关产品和服务均纳入其中，并留出进一步扩大内涵的空间。

二、全球老龄化发展历程

（一）国际老龄化情况

1950 年起，全球总人口数量呈现持续增长态势，至 2023 年，全球人口总数首次超越 80 亿大关。与此同时，60 岁及以上的老年人口数量也在不断攀升，并在总人口中所占的比重逐年上升。2001 年，老年人口比例首次达到 10% 的水平，这标志着全球正式进入老龄化社会。进入 21 世纪后，全球人口老龄化的趋势越发显著。根据 2023 年的统计数据，60 岁及以上的老年人口在总人口中的比例已经上升至 14.2%。

从全球不同区域的老龄化情况来看，欧洲面临的老龄化问题最为严重，该地区 60 岁及以上人口在总人口中所占的比例不仅绝对值高，增长速度也较快，北美洲紧随其后。21 世纪后，欧洲和北美洲先后进入中度老龄化社会，2023 年 60 岁及以上人口比例分别为 26.7% 和 24.1%。非洲的老龄化比例则是全球最低，甚至出现了轻微的下降趋势，2023 年的数据显示，60 岁及以上人口占各国总人口的比例仅为 5.5%。

亚洲的情况则有所不同。在 1950 年，亚洲的人口老龄化比例相对较低，低于当时的全球平均水平。此后，亚洲的老龄化比例呈现加速上升的趋势，并在 21 世纪逐渐追赶上全球平均水平。到 2023 年，亚洲 60 岁及以上人口占总人口的比例已达到 14.2%，与全球平均水平基本持平。

（二）我国老龄化现状与特点

国家统计局发布数据显示，2023 年末全国人口 140967 万，其中，60 岁及以上人口 29697 万，占全国总人口的 21.1%；65 岁及以上人口 21676 万，占全国总人口的 15.4%。从未来趋势来看，我国内生性人口负增长的趋势难以逆转，少子化、长寿化将是未来人口变动的必然趋势，人口负增长与人口老龄化将是未来人口的整体面貌。

1. 我国人口老龄化起步晚、发展速度快

我国人口老龄化起步于 20 世纪 60 年代中期。1964 年，65 岁及以上老年人口在总人口中所占比重仅为 3.56%。自 20 世纪 70 年代我国实行计划生育政策以来，我国人口生育率和死亡率同时下降，人口年龄结构也由年轻型向成年型转变。1982 年，我国 65 岁及以上老年人口在总人口中所占的比重上升到 4.91%。20 世纪 90 年代以后，由于生育水平的持续下降，我国老年人口比重继续稳步提高，到 2001 年 65 岁及以上老年人口达 9062 万，占总人口的 7.01%，标志着我国正式进入老龄化社会。根据国家统计局每年公布的数据，21 世纪以来，65 岁及以上老年人口所占比例在 20 年内提高了 7.24 个百分点，联合国的人口预测显示，我国 65 岁及以上老年人口比重每 10 年将依次提高 3.50 个、4.20 个、5.90 个百分点；2040 年以后老龄化速度放缓，此后 10 年增加 1.50 个百分点；2050 年我国 65 岁及以上老年人口比例将达到 23.30%。到 2050 年我国老年人口将达到 3.3 亿人，其中 80 岁及以上高龄老年人口总数将超过 1 亿，约占全国总人口的

7.20%。2022 年 8 月，国家卫生健康委党组在《求是》杂志刊发《谱写新时代人口工作新篇章》一文，指出低生育率成为影响我国人口均衡发展最主要的风险。预计 2035 年前后，我国将进入人口重度老龄化阶段（60 岁以上人口占比超过 30%）。人口负增长情况下"少子老龄化"将成为常态。

2. 老年人口规模大，高龄化趋势显著

人口基数大是我国的基本国情，这也意味着进入老龄化社会以后，我国将拥有庞大的老年人口规模。1964 年，我国 65 岁及以上老年人口总数为 2509.76 万，进入 21 世纪时增加到 8821 万，2021 年已达 2 亿，60 年的时间老年人口规模增加了近 1.8 亿；与此同时，我国 65 岁及以上老年人口所占比重也从 1964 年的 3.56% 上升到 2021 年的 14.20%，提高了近 11 个百分点。可以看出，我国自 2000 年进入老龄化社会后就保持着较大规模的老年人口总量，而且未来会以更快的速度增加，将长期成为世界上老年人口数量最多的国家。预计到 2050 年，我国 80 岁及以上的高龄老年人口将达到 1 亿，比 2000 年增加 7.18 倍。可以看出，我国人口老龄化过程中显著的高龄化趋势，不但表现为较快的发展速度，人口规模也是非常庞大的。我国在世界老龄化发展进程中也是高龄化发展速度非常快的国家之一，庞大的高龄老年人口将给我国经济发展和养老保障体系带来沉重的负担与严峻的考验。

三、我国银发经济发展情况

（一）我国银发经济市场规模

整体来看，银发经济是一个涉及多种业态，跨多元产业，拥有庞大的产业链，覆盖了从基本生活、康养保健、养老服务、休闲娱乐到智能科技等多个领域的一个充满活力和潜力的新兴经济形态。近年来，我国银发经济市场规模呈现稳步增长的趋势。2023 年，我国银发经济市场规模约达 7.1 万亿元（见图 3.1），2019—2023 年复合年增长率约为 13.2%，市场规模增长迅速。

一方面，老年人多样化的养老需求催生了各种养老相关产业的兴起和发展。传统的家庭养老模式在面对日益严峻的挑战时，已逐渐演变为更加多元化和专业化的养老服务模式。在传统模式中，家庭依赖于子女的支持和照料，但随着社会结构和家庭关系的变迁，这种模式的可持续性受到了挑战。因此，养老产业不断适应变化，推动了养老需求的供给向更加社会化和规模化的方向发展。专业化老年用品、智慧健康管理服务、养老社区等新兴产业应运而生，为养老产业发展带来了巨大的市场机遇。另一方面，政府对养老产业的支持和投入在不断增加，这激发了民企的活力，促进了养老产业的规模化和专业化发展。政府的政策扶持，如加大对养老服务业的金融支持力度、推动养老产业集聚发展等举措，为行业的健康发展提供了坚实保障。

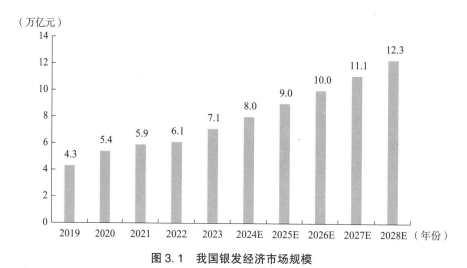

图3.1 我国银发经济市场规模

资料来源：弗若斯特沙利文.2024年中国银发经济发展报告［R］.2024.

展望未来，随着产业的不断成熟和政策的进一步优化，银发经济市场规模将继续保持较高增长。预计到2028年，该市场规模将达到12.3万亿元，复合年增长率约为11.8%。

（二）我国银发经济产业领域

1. 产业图谱

银发经济以居家养老、社区养老、养老院养老三种模式为主，并延伸出养老设施、养老产品、养老服务等满足基本需求的领域，以及智慧养老、养老金融、老年文旅等满足个性化需求的领域（见图3.2）。

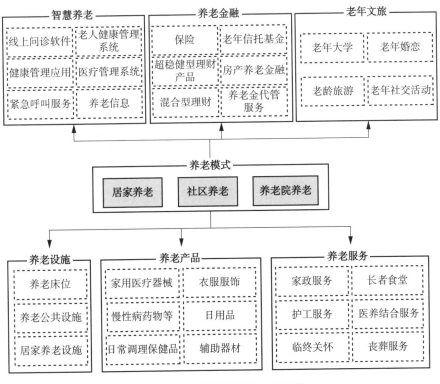

图3.2　我国银发经济产业图谱

2. 细分领域

（1）养老设施

养老床位是养老设施的重要内容，是银发经济发展的重要基础。根据《2022年民政事业发展统计公报》，截至2022年末，全国共有各类养老机构和设施38.7万个，养老床位合计829.4万张。"十四五"期间全国建成养老服务床位总量目标为900万张以上（其中养老机构护理型床位占比达到55%以上），截至2022年底还有70.6万张的缺口。此外，适老化改造是近年养老公共设施和居家设施更新改造的重要方向。适老化设施的改造既包括对公共空间、消费场所等无障碍设施的建设，又包括老旧小区加装电梯、家庭配备安全监护设备等居家适老化改造。公共适老化改造方面，《中华人民共和国无障碍环境建设法》于2023年9月1日正式实施，要求县级以上人民政府将无障碍环境建设纳入国民经济和社会发展规划，并建立稳定的经费保障机制。居家适老化改造方面，根据住房城乡建设部在《2023 中国居家养老空间消费趋势洞察》中测算，居家适老化改造的直接市场规模已达 3 万亿元，其带动的产业链上下游间接市场规模超 10 亿元。

（2）养老产品

我国老年用品市场尚处于起步阶段，产品种类相对较少，但潜在的市场空间巨大。工业和信息化部等部门印发的《关于促进老年用品产业发展的指导意见》中预测，我国老年用品产业的市场规模在 2025 年将超 5 万亿元。截至 2021 年，我国养老用品的种类仅有 2000 多种，较日本 2 万多个种类有明显差距。尽管目前已有一些企业打造出了品牌价值，如销售老年营养保健品的伊利、健元堂，提供老年中医药服务的固生堂，研发老年鞋的足力健，设计老年轮椅和血压计的鱼跃医疗等，但我国的老年用品研发主要集中在医疗设备、药品、保健品等领域，在老年服装、老年食品等领域发展明显不足。随着银发群体审美升级、代际更迭，其对服饰鞋帽、食品饮料的需求也将更加个性化和多元化，相关供给侧还有较大的提升空间。

（3）养老服务

在老年助餐服务领域，上海、北京等一线城市已有明显进展，而偏远地区的覆盖仍然有限。自 2008 年上海市率先开展老年助餐服务以来，北京、杭州、郑州等地也陆续推进此项服务。以老龄化程度全国居高的上海市为例，截至 2022 年底该市已建成 1608 个社区老年助餐服务场所，日均供餐能力已达 16 万人次。2023 年，民政部等 11 部门联合发布《积极发展老年助餐服务行动方案》，该方案明确提出到 2025 年底，全国城乡社区的老年助餐服务覆盖率要有大幅提升，并计划形成一定规模的服务网络。

在老年健康服务领域，根据《2021 年我国卫生健康事业发展统计公报》《2022 年世界卫生统计》《2022 中国卫生健康统计年鉴》，我国居民平均约有 9.7 年带病生存时间，65 岁及以上老年人慢性病患病率、就诊率、住院率近年来明显上升，更多公立医院、卫生服务中心在老年疾病诊断和康复疗护等领域的服务将继续提升。

在养老照护服务领域，市场上已经涌现诸如医护到家、一号护工等便捷的上门照料服务机构，以及九如城、福寿康、春熙堂、泰康养老等知名床位机构。《中国养老服务发展报告（2021）》显示，2021年实现盈利、收支平衡、亏损的养老机构占比分别为6.4%、67.5%、26.1%。其中，公营机构收支平衡能力更强，而民营机构盈利和亏损比例均显著高于公营机构。这可能受服务成本、地理位置、服务质量等因素影响，或也受我国老年人对居家养老模式的依赖和偏好的影响。

（4）智慧养老

根据工业和信息化部、民政部和国家卫健委联合发布的《智慧健康养老产业发展行动计划（2021—2025年)》，智慧健康养老产业是以智能产品和信息系统平台为载体，面向人民群众的健康及养老服务需求，深度融合应用物联网、大数据、云计算、人工智能等新一代信息技术的新兴产业形态。2018年以来，工业和信息化部已发布了三批《智慧健康养老产品及服务推广目录》，目录主要包括健康监测手表、跌倒报警器、智能床垫、家庭服务机器人、智慧养老院等智慧产品，以及个性化数字健康管理、家庭医生健康咨询服务、"互联网+"居家养老照料服务、线上养老服务商城等智慧服务。这些产品及服务场景已有盖睿科技、九安医疗、来邦科技、金龄科技等科技及医疗企业参与。

根据《智慧养老产业白皮书（2019）》[①]，我国智慧养老自2012年起步，于2020年进入产业发展黄金期，其产值从2014年的0.17万亿元上升至2019年的3.20万亿元，预计2050年将达22万亿元。随着"80后""90后"独生子女的"60后""70后"父母全面步入老年，"421"典型结构（两个年轻人供养四个老人和一个小孩）的家庭或将更多依赖智慧养老设备，以减轻赡养父母的压力。

（5）养老金融

养老金融主要包括老年人寿、健康、意外、养老等商业保险，以及养老金信托、养老投资理财等。自2017年以来，国务院、财政部、国家税务总局及国家金融监督管理总局（原银保监会）等出台了一系列政策支持养

---

① 清华大学互联网产业研究院. 智慧养老产业白皮书（2019）［Z］. 2019.

老金融的发展。

我国的三支柱养老保障体系分别于1997年、2004年和2018年逐步建立，发展程度差异较大。根据人力资源社会保障部数据，截至2021年底，第一支柱基础养老保险已覆盖约10.3亿人，累计结余6.4万亿元；第二支柱职业年金和企业年金仅覆盖2875万人，涉及规模4.4万亿元；而第三支柱个人养老金近年才起步，发展滞后，较全球经济合作与发展组织（OECD）国家个人养老金对GDP贡献率平均水平的22.8%有明显差距。

2023年10月召开的中央金融工作会议提出"做好养老金融大文章"的要求。养老金融产品的投资回报能够为老年人带来更多的收入，使他们有更多消费意愿和能力。随着老年人口迭代，低龄老年群体受教育年限长，在金融投资等领域的需求将显著增多。金融机构将开发更多适合不同年龄段、收入水平、投资目标、风险偏好的金融产品和服务。

（6）老年文旅

银发群体的文化旅游不仅是老年人享受生活、放松身心的重要方式，更是他们实现老有所乐、老有所学、老有所为等高层次需求的重要途径。

中国老年大学协会显示，截至2022年底，全国各级各类老年大学（学校）已达7.6万所，参加学习的学员有2000多万人，已经形成省、市、县、乡镇（街道）、村（社区）五级办学网络体系和15个大门类、61个专业、298门课程较为完整的老年教育立体课程体系。2023年3月，国家老年大学挂牌成立。根据教育部数据，截至2023年底，全国已成立40家老年大学分部、3000个老年学习中心、5.5万个老年学习点，全国老年教育公共服务平台围绕"德学康乐为"五个类别上线课程43.6万门、总时长408.9万分钟，线上注册用户234.1万人、服务5640万人次。

旅游方面，尽管近年在宏观经济和COVID-19影响下我国旅游业受到较大冲击，但在2023年旅游人数和旅游人均花费有较明显的恢复。根据携程发布的《2023银发人群出游行为洞察》：截至2023年10月15日，55岁以上人群出游数量同比增长近两倍；其中，55岁至60岁人群是主力消费人群，出游人数占比达到60%，61岁至65岁人群占比超20%。预计随着"60后""70后"进入退休阶段，旅游业将在这一大批银发人口的带动下保持更加强劲的增长。

四、我国银发经济面临的挑战

（一）基础性刚性需求尚未满足

在银发产业链中，基础性产业是最为关键和迫切需要解决的一环。目前，需求侧面临诸多挑战，尤其是老年人的支付能力有限，同时养老服务和产品的成本又居高不下。政策的不完善导致老年人在养老问题上面临"买不起"的困境，而政策的错位又使得他们对养老服务"不想买"，甚至"等靠要"。在老龄化进程加速和养老消费需求快速增长的背景下，如何突破这些障碍、释放养老消费需求，是实现银发产业从量变到质变的关键。

今后较长时间内，我国将面临财政增收放缓和银发事业发展资金需求刚性增长的双重压力，政策的精准度、针对性还需要进一步加强。首先，养老服务制度应优先考虑失能、失智和高龄老年人，以社区和居家为基础，加速构建和完善社区层面的社会化养老服务体系。其次，鉴于现行医疗保障制度主要针对急性医疗需求，与老年人慢性病管理和多病共存的实际需求不匹配，需要进行改革，以更好地适应老年人的医疗保障需求。最后，长期护理保险对于提升老年人的支付能力和满足社会需求至关重要。目前，该制度仅在49个地区进行试点，尚未形成全国性的保障体系，需要加快推广和实施。此外，现行的标准化体系建设工作与银发经济发展的现实需要相差甚远。

（二）个性化消费领域的供需不匹配

在银发经济的个性化消费领域，需求的弹性大，但主要的挑战在于供给侧，存在"有钱买不到服务"的现象。一是需求转化不足。虽然老年人有客观需求，但这些需求尚未有效转化为实际的消费行为。随着消费层次的提升，从基础型、生存型需求向发展型、享乐型需求转变，个性化和场景式消费需求日益增长，但由于需求的异质性，难以实现规模经济，服务价格较高，服务标准难以统一。为了激发潜在的消费需求，需要通过消费引导和建立展示平台等方式来唤醒市场。二是创新不足。市场上提供的一般性生活服务项目较多，但针对老年人的整合式、一站式服务较少，特别是在长期照护、康复护理和心理慰藉等方面存在供给不足。随着人口老龄化和高龄化的加速，这种结构性供需矛盾将进一步加剧。目前，专注于养老科技和智慧养老产品的市场主体较少，针对老年人生理特点和生活需求的研发与生产不足，康复辅助器具的配置、租赁和回收链条不完善，商业模式创新急需加强。三是产业链和供应链整合度低。社会化分工不够充分，以中小企业为主，生产经营分散，产品和服务单一，未能形成产业规模，难以产生集聚效应。产业链不完整，上下游合作有限，合作水平不高，缺乏支持产业融合、并购重组和产业链协同的产业组织政策。

（三）老年用品科技创新支撑不足

当前，我国在老年用品的自主研发方面存在明显差距。与全球 6 万多种老年用品相比，我国仅有 2000 多种，占比约为 3%，远低于德国的 2 万多种，后者占全球总量的 1/3。这主要是由于金融对银发经济的拉动作用不足，尤其是在投资支持方面存在短板。养老产品企业在融资方面面临渠道狭窄、规模有限的问题，金融产品和工具的创新不足。产业融资主要依赖政府资金、银行贷款、私募资金和政策性贷款，而对风险投资、创业板上市、资产证券化和产业基金等融资方式的有效利用不足。

（四）缺乏龙头企业和知名品牌

在银发经济的制造业领域，国际市场已经孕育出众多领军企业和知名产品。比如，德国博克公司在护理床和护理家居领域占据领先地位；日本三贵和松永、美国英维康等品牌在轮椅和其他康复辅助器具方面享有盛誉；瑞士妮尚希在抗衰老产业中以其创新产品而闻名。相比之下，我国银发经济制造业的品牌带动效应相对较弱，需要通过加大研发投入、提升产品质量和服务水平，培育具有国际竞争力的本土品牌，特别是在智慧健康养老等新兴业态上缺少领军企业，品牌影响力和市场带动作用相对较弱。

五、国际银发经济发展经验借鉴

（一）日本：长期护理险推动银发经济发展

2022 年，日本 65 岁以上人口有 3627 万，占总人口的 29%，据预测，日本老龄化率仍在攀升，到 2036 年老年人口比例将达 33.3%，2065 年将

高达 38.4%。老年人消费在日本个人消费中的占比已经从 2002 年的 33%
上升到 2011 年的 44%，之后成为拉动经济增长的重要力量。早在 1985 年
11 月，日本就在厚生省的社会局设置银发服务振兴指导室，作为指导该行
业发展的行政窗口，1986 年 6 月，内阁府颁布《长寿社会政策大纲》，提
出发展银发服务规划。

2000 年，日本长期护理保险制度推行之后，银发经济进入快速发展时
期。长期介护保险制度将养老与护理进行了有机统一，鼓励社会多元化参
与，社会力量（尤其是市场和社会组织）开始进入居家护理服务领域。长
期介护保险制度不仅解决了日本老年人养老和护理的支付问题，刺激了需
求的释放，保险金也成为介护服务最稳定的经营来源。目前，日本已逐渐
形成了医疗看护、养老居住、老年旅游等银发产业，特别是日本政府 2010
年公布的《21 世纪复活日本的 21 个国家战略》，将"医疗和看护产业"
作为新兴的服务产业以拉动未来经济发展。银发经济蓬勃发展，仅养老产
业就达到约 8000 亿美元的市场规模，围绕养老服务这个核心的其他产业，
如旅游、教育、社交娱乐、消费品、金融服务等也逐步形成一个规模更庞
大的产业体系。这一战略的实施带动了"老人用品专卖""老年餐饮专营"
"老人之家管理咨询""养老服务人员培训"等企业发展，成为日本经济未
来的增长点，更确保了养老制度的持续性。

银发经济同时也成为社会变革的新动力。日本银发经济的高技术、智
能化程度已经在全球处于领先地位，早在 2016 年日本就提出要建立"超
智能社会"——依托人工智能、物联网和大数据技术，为所有居民提供多
样化的产品和服务，以缓解少子老龄化给社会带来的挑战。从汽车到手
机，几乎都有针对老年人的产品，家电中有方便老年人使用的特殊功能，
房屋中便于老人操作的特殊装置随处可见。

（二）美国：围绕高净值老年人群提供服务

早在 1942 年，美国 65 岁以上老年人比例就达到了 7.11%，正式进入
老龄化。根据美国人口普查数据，2010—2020 年，美国 65 岁及以上居民
占全部人口的比例增长了 38%，占全国人口的 16.9%，增长速度是 130 年
来最快的。预计到 2034 年，美国的老年人数量将首次超过儿童。

美国老龄消费产业的发展主要得益于老年群体丰富的资本积累和老年人消费需求的激增。在20世纪五六十年代建立了较完善的社会保障制度，良好的教育、丰厚的养老金和医疗保障，使得这一代老年群体财富积累充足。1935年，美国总统罗斯福签署《社会保障法》，标志着美国现代化养老保险制度的开始，随着覆盖范围的不断扩大，《社会保障法》成为美国覆盖最广的养老保障制度。据统计，美国年龄在50岁以上的人群有60%年收入超过20万美元，他们的家庭财富是25~50岁人群的3倍多。老龄化人口规模日益增长，也给美国的"银发经济"带来了巨大的发展机遇。麦肯锡公司的一份调查显示，在未来15年里，60岁及以上的老年人将推动北美消费增长45%以上。老年人消费需求的激增及丰富的资本积累孕育出许多面向老年人的创新产品及服务并带动经济的可持续增长。美国已有许多银发经济的成功案例，比如老年人出行服务平台GoGoGrandparent、老年人金融服务公司、老年人咖啡店、老年人健身房。此外，还有美国的《AARP》杂志只刊印老年人相关内容，包括健康、金融、旅游、家庭、人物、娱乐、生活方式、食物、图书、游戏等，贯穿老年人衣食住行等各方面。

六、我国银发经济发展建议与未来展望

（一）加大对养老基础产品和服务的供给

充分利用社区内的服务设施和未被充分利用的房产资源，创新助老服务模式，为老年人提供更加便捷和多样化的服务。总结并宣传在助老服务创新方面的成功经验和做法，以供其他社区或机构借鉴和学习。加强对基础养老产品的研发和投入，满足老年人的基本需求。鼓励医疗机构利用远程医疗、日间照料中心和家庭床位等多种形式，将康复服务扩展到社区和家庭，满足老年人的医疗需求。支持安宁疗护服务的发展，为生命末期的老年人提供更加人性化的关怀。完善医养结合服务的转介和衔接机制，确保老年人能够无缝获得医疗服务和养老服务。加快建立和完善符合我国国情的长期护理保险制度，为老年人提供更加全面和可持续的护理保障。

（二）鼓励社会资本参与银发经济发展

社会资本是银发经济发展的主要驱动力。发达国家政府通过建立公

平、透明的市场环境，积极吸引社会资本参与。如日本在 1970 年进入老龄化社会后，政府便开始支持中小企业进入养老服务领域。1985 年，日本厚生省成立了老龄产业振兴指导室，通过一系列支持措施，如财政补贴和税收优惠，促进了涉老企业的发展。2000 年《介护保险法》的实施进一步降低了行业准入门槛，吸引了大量民间资本，推动了养老产业的快速增长。欧盟委员会在 2006 年的会议上提出，人口老龄化可以成为提升欧洲经济竞争力的机遇，鼓励企业开发新市场，满足老年客户的需求，并在创新战略中考虑老龄化问题。法国政府通过简化审批流程和制定优惠政策，极大地推动了营利性养老机构的发展。这些措施表明，政府的支持和社会资本的参与对银发经济的繁荣至关重要。通过政策引导和市场激励，可以促进养老服务业的创新和发展，满足老年人不断增长的需求。

（三）加大新产品、新技术的研发投入

随着科技的不断进步，数字化和智能化在银发经济领域的应用越来越广泛。发达国家通过科技创新来推动银发经济的发展。例如，欧盟自 2007 年起实施了"环境辅助生活"研究计划，利用智能化技术提高老年人的独立生活能力，降低照护成本。德国在《高科技战略 2025》中将健康和护理行业作为重点领域，投入巨资支持相关研发项目。美国老龄协会年会设立了老龄产业分论坛，为产学研各界提供了一个探讨老龄产业发展的平台，极大地推动了银发经济的发展。日本政府通过制定相关法律，为民间企业提供技术指导和资金支持，促进老年用品的研发和普及。近年来，日本在适老科技领域取得了显著成果，老年用品种类丰富，专利申请数量不断增加，占据了全球市场的主导地位。这些举措表明，科技创新是推动银发经济发展的关键因素。通过政策支持和产学研结合，可以激发企业的创新活力，为老年人提供更加优质的产品和服务，进而提高他们的生活质量。

（四）健全标准，推动银发经济市场健康规范发展

在银发经济领域，先行发展的国家特别注重技术和产品服务的规范建设。通过政府引导和行业自律，建立了一套完善的银发经济产品和服务标准，为行业的高水平发展奠定了基础。日本在这一领域持续推动，不仅设置了市场准入门槛，还组建了银发服务振兴会，旨在加强商业伦理和自我

约束。此外，日本还推出了"银色标志制度"，由多方代表组成的认证委员会负责实施认证机制，提高银发产品的认可度和透明度。日本还通过《工业标准化法》为老年用品制定了严格的标准和技术规格，以确保消费者使用产品的安全。与此同时，欧盟也在2007年呼吁成员国出台政策，解决银发经济在监管、隐私、标准化和适用性方面的问题。这些措施体现了标准规范在银发经济发展中的重要作用，有助于提升产品和服务质量，保障消费者权益，促进行业的健康和可持续发展。

参 考 文 献

[1]王皓田. 银发经济：新内涵、新要求、新举措[J]. 产权导刊，2024(4)：5-8.

[2]CMF中国宏观经济专题报告(第84期). 我国银发产业高质量发展的机遇、挑战与策略选择[EB/OL]. http：//ier. ruc. edu. cn/docs/2024-05/be7e1e6f4e76453399741562e810d82a. pdf.

[3]黄石松，胡清. 正确理解银发经济的科学内涵[J]. 中国社会报，2024(3)：A06版平安证券.

[4]银发经济系列报告(二)：把脉政策：从关键词看银发经济投资机会[EB/OL]. http：//ft. 10jqka. com. cn/standardgwapi/api/news_service_download/report/download/resource？token=NTM5MDU3OSUzQTE4My4xNy4xNDUuOTElM0E2ODYzMzg1ODUlM0E3NTQ1ZTdmYWNmOWViYmI0YTJjZjQzNDc1ODJmMmMMxOCUzQTElM0E4NWNmYzkzMTM3ZWYwNzlhMTA0OTI0OTVjOGFmMyQ3Mw==.

[5]远东资信. 中国银发经济的政策、现状与趋势展望[EB/OL]. http：//47. 244. 53. 222/download/download/resource.

[6]平安证券. 银发经济系列(一) 千年之变：老龄化时代的养老需求及中国特点[EB/OL]. http：//ft. 10jqka. com. cn/standardgwapi/api/news_service_download/report/download/resource？token=NTE4Njk0OSUzQTE4My4xNy4xNDUuOTElM0E2ODYzMzg1ODUlM0E2M2EyYzNhNTgzNGFjZDJkNTY4OTJiZTJiOTTcwZDU4YiUzQTElM0E0ODcwGNmZjhmYTllMTM2YjY3OGGI3MTQxMDgzY2FhOA==.

[7]灼识咨询. 2023年中国中老年市场白皮书：中老年服务及产品"人—货—场"三维解析 [EB/OL]. http：//47. 244. 53. 222/download/download/resource？fname =/yb/20240630/23c99aa109eb3ff3b146c0e523e4da1f. pdf&user=Ojo6Ojo6Ojo6OjY4NjMzODU4NTo6Jo6ODY0MDA6OjoxOjg=&ticket=11e5a660705aa288958d7965576ca054&seq=5521174.

[8]弗若斯特沙利文.2024年中国银发经济发展报告[R/OL]. http：//ft. 10jqka. com.
cn/standardgwapi/api/news_service_download/report/download/resource？ token＝NTQxNzc1M
CUzQTE4My4xNy4xNDUuOTElM0E2ODYzMzg1ODUlM0ElM0ExJTNBNTI2ODU1OGYxMGY0N
zAyYzk2ZjcwZjZlNjYxYTgwZGGY2ZDA＝.

[9]千际指数.2024年中国银发经济研究报告[R/OL]. http：//47.244.53.222/
download/download/resource.

[10]张越.人口老龄化对企业财务行为的影响研究[D/OL].南昌：江西财经大学，
2023. DOI：10. 27175/d. cnki. gjxcu. 2023. 002017.

[11]高颖.银发经济的发展机遇及其布局[J].人民论坛，2024(10)：84-87.

[12]岳山，宋文婷.重塑观念：着力银发经济提质发展[J].中国发展，2024，24
（2）：56-61. DOI：10. 15885/j. cnki. cn11-4683/z. 2024. 02. 003.

[13]蔡昉.银发经济与银发经济学[J].新金融，2024(4)：4-7.

[14]黄佳，李松年.银发产业的问题分析及发展建议[J].城市开发，2024(6)：
43-45.

[15]穆光宗.银发经济的发展机遇与方向[J].人民论坛，2024(13)：12-16.

[16]余冠玮.日本银发经济及启示[J].银行家，2024(6)：90-99.

[17]和明杰.中国与世界人口老龄化进程及展望对比研究[J].老龄科学研究，
2023，11(12)：36-51.

以数智技术驱动 CGT 从科学成功走向商业成功

刘沐芸

（细胞产业关键共性技术国家工程研究中心）

摘要： 尽管细胞与基因治疗（CGT）产品如 CAR-T[①] 和 TIL[②] 疗法显示出革命性的临床疗效，但由于其高昂的价格和复杂的生产流程，限制了临床应用的普及性。当前生物医药行业的生产方式与 20 世纪 50 年代相比，缺乏实质性的创新和改进。生物医药行业需要借鉴其他行业的生产创新，通过数智化技术实现生产过程的智能化和自动化，以提高生产效率、降低成本，并确保产品质量的一致性。赛动智造的数智化产线为 CGT 的商业化提供了有效的解决方案，通过技术创新实现成本优化与质量均一，推动了 CGT 产品从科学上的成功走向商业上的成功。智能化的生产创新是实现生物医药行业初心与企业价值统一的有效路径。

关键词： 细胞治疗；智能制造；自动化；临床转化和产业化

一、生物医药领域智能制造普及率低，制约新产品应用

距首个对血液肿瘤具有"治愈性效果"的 CGT 产品上市，已经过去了

---

① CAR-T（Chimeric Antigen Receptor T-Cell Immunotherapy）是嵌合抗原受体 T 细胞免疫疗法的英文简称，是治疗肿瘤的新型精准靶向疗法。在实验室，技术人员通过基因工程技术，将 T 细胞激活，并装上定位导航装置 CAR（肿瘤嵌合抗原受体），将 T 细胞这个普通"战士"改造成"超级战士"，即 CAR-T 细胞，它利用其"定位导航装置"CAR，专门识别体内肿瘤细胞，并通过免疫作用释放大量的多种效应因子，能高效杀灭肿瘤细胞，从而达到治疗恶性肿瘤的目的。

② TIL（Tumor Infiltrating Lymphocytes，肿瘤浸润淋巴细胞）疗法是指从肿瘤组织中分离肿瘤浸润的淋巴细胞，在体外培养和大量扩增后回输到病人体内的疗法。TIL 疗法的效应细胞经过天然选择与富集，该疗法与 CAR-T 细胞疗法和 PD-1/PD-L1 抗体相比，具有多靶点、肿瘤趋向和浸润能力强、副作用小等优点。

近 7 年（2017—2024 年），疗效如此之好，却没有发生当初类似格列卫对髓性白血病死亡率产生的重大曲线改变①。原因有二，一是高达上百万元的价格严重限制了临床患者的可及性，目前上市的几款细胞产品以及刚获批上市的 TIL 产品价格基本都在百万元人民币，或数十万美元。这个价格还不包括患者的住院费用、其他治疗或预处理费用等，高昂的价格让临床医生和患者都陷入极大的选择困境。二是生产供应的复杂烦琐严重阻碍了临床应用的普及，CAR-T 有烦琐的单份生产流程，即便是具有支付力的患者也会因生产过程复杂而面临极大的不确定性。

无论是 CAR-T 疗法还是 TIL 疗法，能快速获批上市都是基于其革命性的临床疗效，能给患者带来改变生命轨迹的治疗效果，但由于都是个体化的产品，"单人即产"无法通过传统药品量产的规模优势来实现成本优化，并且手工开放的生产方式还需要大量高洁净级别支撑的"B+A 级别"设施作为产品生产的基本保障，导致这些上市的 CGT 产品的价格高居不下。为什么我们处于一个工业化程度如此高的时代，一个 AGI（通用人工智能）随时到来的时代，生物医药行业的生产却还停留在手工开放操作、手写生产记录、高度依赖个人熟练度的落后状态呢？

我们可以试想一下，假如一位 20 世纪 50 年代在汽车工厂工作的工程师，今天随便到一家汽车生产车间去参观，都会为今天汽车工厂流水线的机械自动化场景所震惊。因为他看到的是，那时戴着电焊面罩的工人现在已经被不知疲倦的机器人所替代；烤漆房里飞快的转轮可以满足每个批次的个性化烤漆需求。更让他惊奇的是，运行完美的及时零件交付系统可以准确无误地实现生产过程中多样化的零件递送补给；整体生产环境非常整洁，没有生产用零配件的杂乱堆放，完全依靠敏捷、精益的供应链系统管理。

但是，当我们去看生物医药公司的生产车间时，我们发现，今天的药厂和 20 世纪 50 年代的药厂相比，基本没有实质变化，其他产业中突飞猛

---

① 格列卫（通用名甲磺酸伊马替尼）是瑞士诺华研制的一类针对白血病的肿瘤靶向药，格列卫是一种口服的酪氨酸激酶抑制剂类药物，是治疗慢性髓性白血病（CML）的一线用药，能使 CML 患者的 10 年生存率达 85%~90%，大大延长了患者的生命周期，被誉为"慢性粒细胞白血病救命药"。

进的生产创新和供应链创新在生物医药领域基本看不到。整体生产过程文档仍然依靠手工记录,较少引入其他行业通用的精益生产和智能技术来降低成本,持续改进质量,或提高劳动生产率。

CGT 的商业化挑战日益严峻,创新的重点也从靶点创新转向了生产创新,如何实现高质量、低成本、大规模生产,将能治愈某些肿瘤的个体化疗法惠及更多的临床患者,高效解决 CGT 革命性疗效与生产交付效率之间的矛盾,成为当前产业发展亟须解决的首要问题,国际资本也开始转向如何加速 CGT 高质量交付的工艺创新和生产创新,CGT 疗法的发展正进入一个新时代——工业化的生产交付。在活细胞产品大规模生产过程中充满了已知或未知的变量,而这些变量可能会影响细胞的生长状态、基因表达以及治疗效果等。

活细胞产品的生产交付是一项复杂的活动,一是原材料人体化,意味着原材料难以标准化;二是过程个体化,不同来源的原材料要实现同样的质量目标,生产过程难以完全统一,不仅涉及工艺还涉及患者病情的实时进展情况;三是终产品的活性化,表明产品的终产品质量的稳定性极易受到温度、时间以及储存运输条件等外在因素的影响。正因如此,过去生物医药行业行之有效的生产方式无法满足活细胞商业化发展需求。

二、活细胞产品大规模生产的行业挑战与赛动方案

当前,CGT 的研究热潮与先进的机器学习和自动化广泛应用不谋而合。CGT 靶点探索时,已将自动化机器学习用于研究开发。但要实现自动收集和分析抗原数据、发现有价值的目标靶点、破译基因序列信息、确认候选抗原、实现生产工艺的迭代,还需要更多的基于行业理解基础上的技术突破。一直以来,研究者都致力于找到可以准确定义活细胞培养过程的质量参数,并能将其与生物学功能以及临床治疗效果进行关联。因此,大规模地生产、获得质量稳定、能实现临床治疗效果的细胞产品是一项持续性挑战。

赛动智造致力于将细胞分析数据、高通量的生物信息分析和机器学习进行整合。随着时间的推移,目标是自动采集和处理 CGT 疗法培养过程中

的表达谱、转录组、蛋白质组和代谢组数据，从而将这些信息与细胞观察、生产过程紧密联系起来。

首先，供应链缩短带来的时间与成本的压缩。细胞药物公司北科生物采用的赛动智造数智化产线方案在哈尔滨落地部署，用于生产个体化治疗产品 rFib[①]，满足在当地开展的临床研究需求。就近部署生产设施，用于生产的原材料（患者皮肤组织）不需要长距离运输到位于深圳的制备中心，节省原材料和终产品双向运输所需时间与经济成本，也避免了长距离运输过程中质量控制的不确定性。同时，许多劳动密集的操作步骤经由机械自动化替代，节省了劳动力成本，同时大大减少了人工参与生产过程对高洁净级别空间的需求。

其次，模块操作数智化产线具有更优的成本效率优势。在个体化产品的生产过程中，设备发挥着重要的作用。生产自动化既可采取基于模块操作的数智化产线，将生产过程分解为多个不同的步骤以控制系统实现生产的连续性与自动化；也可采用集成式自动化方案，将生产过程中的不同步骤简化为一个单一的自动化平台。

对于个体化 CGT 产品来讲，其生产工艺的周期较长，平均都需要 20多天的生产周期，集成式自动化意味着对设备的占用时间较长，无法实现多样本并行处理，反而是模块操作的数智化方案更具有成本效率优势，且能发挥不同样本连续生产和多样本并行处理的"流水线"优势。本项目采用的是细胞产业国家工程中心研究成果模块操作的数智化产线。通过生物技术（BT）+信息技术（IT）+自动化技术（AT）的融合，采用自主研发的自动化控制系统和全密闭、一次性技术，建设了符合 GMP[②] 要求的全流程自动化、封闭式、连续性、模块化细胞制剂产线，实现模块操作的自动化生产，解决了人工产线建设周期长和洁净车间需求大、质量不均一、制备工程师供给不足以及生产过程不透明的产业发展难题。

产线包括 5 个可支撑性的功能模块：全自动细胞处理系统、智能配液系统、矩阵式培养系统、智能分装系统、细胞全生命周期管理系统。通过

---

① rFib：自体细胞年轻化，全球独一无二的领先型生命科技专利技术。

② GMP（Good Manufacturing Practice）：良好生产规范，世界卫生组织将其定义为指导食物、药品、医疗产品生产和质量管理的法规。

细胞产业国家工程中心的通信协议控制连接不同的功能模块，搭建能实施连续生产的自动化产线。采用数智技术突破智能排产、多批次并行、多工艺兼容等技术瓶颈，完成细胞洗涤、分选浓缩、溶液置换、培养、收获、制剂配方等细胞制剂全流程的无人化生产，实现过程可视，工艺自主执行，并满足监管要求的数据实时收集和全生命周期追溯。

集中式生产和区域分布式生产线的成本效率比较分析。部署完成后，利用真实世界的生产数据进行成本推导，分析比较分布式的"床边"数智化生产模式与人工集中生产模式的成本效率，看看哪种模式更具成本与效率优势，加快创新疗法的临床转化，促进新产品、新服务与新业态的发展。

rFib 的生产过程包括皮肤组织采集、分离处理、诱导转染、培养扩增、洗涤收获、冻存。部署的数智化生产线可在一次性的密闭管路系统中完成从诱导到收获、配方化的操作步骤，节省生产人力、空间和时间。

"床边"数智化生产线配置 2 名操作人员，观察生产线控制大屏和辅助生产操作（密闭管路安装等）。人工生产线配置 23 名专业工程师参与作业生产。

成本确认和核算。第一，确认自动化生产线包括细胞转染、培养扩增、洗涤收获、配方化分装，以及对应人工操作的步骤和所需工时。第二，确定总体生产过程的固定成本和变动成本，固定成本包括设施建设、厂房装修、设备/产线购置、人员支出（薪酬和培训费用）；变动成本包括生产过程中试剂/耗材的消耗支出。

通过分析 rFib 数智化产线与人工产线的建设周期、试运行测试，可见分布式数智化产线的优势在于供应链环节减少，省略了生产原材料采集以及终产品的长距离运输，包括临床中心到集中生产设施双向运输的时间、成本以及质控的不确定性。

生产过程中的劳动力精减，数量上从 23 名减到 2 名，专业技能上从细胞制备工程师到生产线操作人员，洁净厂房的面积由 1800 平方米 B 级洁净空间到 142 平方米的 D 级洁净空间；同时，相较人工生产线，数智化生产线具备多患者样本并行生产处理的"流水线"优势，能在最大产能运行的状态下进一步获得成本优势，而人工生产线则不具备多样本并行处理的可扩展性，更多的样本生产意味着需要更多的 B 级洁净房间和操作工程师，也意味着固定成本的成比例攀升。

虽然，分布式数智化生产线是用于生产 rFib 疗法的生产，但 rFib 疗法与 CAR-T 和 TILs 疗法具有相似性：同样是单人单份生产，需要即时采集患者的组织样本作为生产原材料，经由长距离运输到生产中心或就地开始生产，质检合格后放行，再经由长距离运输配送或就近给患者回输治疗。因此，细胞产业国家工程中心部署的"床边"基于模块操作的数智化产线对个体化 CAR-T 治疗和 TILs 疗法等 CGT 的产线部署选择具有较强的可参照性。

三、数智技术促进 CGT 生产创新

临床医疗进入了个体化精准医疗发展阶段，当前医药产业中大行其道的生产规模效应在以个体化或小群体为基本特征的 CGT 领域失去了应用场景。因此，能适应小批量、多批次、更高质量与动态监测要求的智能生产创新非常迫切。

"活"的 CGT 产品要重复过去制药工业中的"重磅炸弹"效应，必须以新的思路和视角应对横亘在"路上"的生产挑战，以数字化、自动化、在线实时的智能、柔性生产线搭建如芯片产业一样的快速响应性的交付体系。

回顾生物医药产业发展历程，产业的兴奋点一直都被新药管线的创新所占据，政府基金和资本市场的注意力也都被管线的创新研发"吸引"，即便是一个动物实验的结果也能获得政府基金的另眼相看和资本市场的青睐。今天资本市场上演的生物医药创新故事也基本就是一场管线"接力赛"，用一个又一个的"管线消息"续写着不同生物医药公司相同的"创新传奇"，但新药研发成果如何能像"芯片"那样高效、快速、稳定地送到病人床边续写"生命传奇"，似乎不再那么令业界兴奋了。生物医药行业"疾病治疗、促进健康"的初心似乎被管线的"估值"掩盖了，而智能化的生产创新将是统一行业初心与企业价值的有效路径！

有些企业高管也并不认为与管线创新配套的生产智能化创新是药厂必

不可少的"战略能力"与"核心优势"。因此，当前低效的人工生产、静态的事后纠错（生产）模式背后高昂的运营成本和质量成本，以及患者等待治疗的机会成本都未得到足够重视。

与其他行业相比，生物医药行业的生产成本高昂，且效率低下。一项研究表明，生产线的智能化、数字化创新可带来高达900亿美元[①]的成本节省，每年节省的成本相当于一年研发80~90个新药的支出。

至今，其他行业较为常见的现代工程化流程设计、内置检测、自动化控制和视觉识别技术等在生物医药生产领域的应用非常有限，更不用提智能制造和柔性生产规划。当前生物医药行业生产管理效率低下，主要是由于其生产过程仍是一种"静态"的过程，依赖人工操作，专注于抽样检测，而不是基于生产全过程动态监测和反馈式学习的质量设计。这种"静态"的生产过程导致当前生物医药行业生产体系整体还停留在19世纪50年代的"纠错模式"，不是动态的"持续改进模式"，使得偏差纠正非常复杂、琐碎并且滞后。这种"静态"的生产体系也无法满足细胞产品所需的全生命周期质量回溯这一基本要求。

不同行业对生产和质量的改进有一定的通识，通过对生产过程的全面理解，减少数量改进质量。当前制药行业中关于生产过程的信息较为有限和抽象，比如，某一批的生产过程、相关参数和执行批次记录是通过操作人员严格按照操作规程（SOP）"控制点记录"而来的"有限信息"。因此，当前医药行业整体仍处于"符合质量"的状态，还无法通过对生产过程的全面了解建立一个"自学习持续改进质量"的智能生产系统，因而也无法像芯片行业那样，性能不断优化的同时成本不断下降。

在生物医药生产中，普遍存在一个"共识"，当前的生产过程和制药配方是一种"艺术"，而不是一门"科学"。也就是说，药品的生产质量如同艺术呈现那样，相当依赖"艺术家"的熟练程度和个人禀赋，翻译过来就是"质量非常不稳定、一致性非常差"。很少有人会认为，制药过程能像芯片生产那样，将每个操作规程和步骤进行工程化分解与数字化传递，形成可以自学习的执行指令，保障每一批产品的质量都具有一致性，这样

---

① 2018年世界经济论坛新领军者年会。

终端用户或临床患者可以不必赌运气就可以获得质量好的终产品。

参 考 文 献

[1]张瑾.提高 CAR-T 可及性的海外经验[N/OL].中国银行保险报,2021-10-19(5).DOI:10.28049/n.cnki.ncbxb.2021.003803.

[2]崔笑天."百万级"产品寻找创新支付路径[N/OL].华夏时报,2021-09-13(8).DOI:10.28391/n.cnki.nhxsb.2021.000792.

[3]梁晴,张桂梅,薛梦伟.由生产化学药向生物药转变鲁抗医药以数智化转型发展新质生产力[J].山东国资,2024(5):18-19.

[4]崔芳菲.霍尼韦尔赋能生命科学数智化转型,开启新质生产力新纪元[J].流程工业,2024(6):22-24.

[5]吴巍.供应链控制塔构建医药产业智能化生态圈[J].物流技术与应用,2024,29(5):160-165.

[6]"灯塔工厂"引领制造业数字化转型[J/OL].软件和集成电路,2021(11):78-83.DOI:10.19609/j.cnki.cn10-1339/tn.2021.11.021.

细胞产业创新国际借鉴

刘沐芸

(细胞产业关键共性技术国家工程研究中心)

摘要：通过对美国、英国、巴西、西班牙等国家的细胞产业创新模式梳理可以看出，科技创新要形成产业创新，需要结合技术特性进行模式创新。这些新出现的细胞治疗模式其实就是国家卫生健康委推行的生物医学新技术发展路径。未来细胞治疗新模式需要更加注重通过模式创新来提升临床医疗新技术的可及性。我国可以考虑重新评估医疗新技术的准入路径，以促进产业发展和患者受益。

关键词：细胞产业创新模式；医疗新技术的可及性；医疗新技术的准入路径

一、引言

在当今生命科学领域，个体化细胞治疗技术，尤其是 CAR-T 疗法，已经成为肿瘤治疗的重要突破。然而，其高昂的成本和复杂的生产流程一直是制约其广泛应用的主要障碍。通过对国际细胞产业创新模式的观察研究，可以梳理出不同国家在降低 CAR-T 疗法等"单人即产"特征 CGT 产品成本和提高其可及性方面的创新模式。首先，美国模式利用血液中心的现有网络，通过就近生产配送，有效缩短了供应链，提高了治疗的及时性和可靠性。其次，英国通过政府投资建设区域通用生产平台分摊 CGT 公司和创新团队的固定投资与维护成本。再次，巴西模式通过建立区域通用生产平台，借鉴新冠疫情期间疫苗生产的成功经验，实现了生产成本的大幅度降低，为公共卫生系统带来了显著的经济效益。最后，西班牙的细胞治疗新范式，通过符合生产规范的院内生产，不仅降低了成本，还为患者提供了更为便捷的治疗途径。这些模式的成功实施，不仅为 CAR-T 疗法的普及提供了新的思路，也为其他个体化医疗技术的推广提供了宝贵经验。

二、国际细胞产业创新模式

（一）美国模式——利用血液中心已有网络生产配送

2024 年 5 月，比利时一家公司宣布与全美血液中心达成合作协议，将在美国各地建立数十家细胞药物生产基地，就近生产配送 CAR-T 治疗等个体化细胞治疗产品，以帮助克服现有 CAR-T 冗长供应链带来临床治疗的不确定性。

虽然 CAR-T 疗法已经证明了其在某些肿瘤治疗中的有效性，但其复杂的生产过程和冗长的供应链让其难以在临床肿瘤治疗中发挥应有的作用。通常，一个生产周期需要耗时数周甚至数月的时间，这给细胞公司的产能和医院收治患者的能力带来极大的限制。该公司看到这一巨大的发展机遇，希望借助美国血液中心在全国完善的网络建设就近生产平台，缩短供应链，离临床需求更近。

（二）英国模式——区域通用生产设施网络

2015 年，英国政府投资 8500 万美元在伦敦以北的斯蒂夫尼奇生物园区（Stevenage Bioscience Campus）建设了一个通用细胞疗法生产设施，提供符合法规标准的通用生产平台，支持生物技术公司个体化产品临床试验后期生产和产品上市后的商业化生产，以减轻 CGT 药物公司自建生产设施的固定投资和维护支出，实现个体化疗法生产成本的可控。建成 3 年后，该单一通用生产平台总计生产了价值 18 亿美元的个体化疗法产品。2023 年 3 月，基于临床对个体化 CGT 产品的需求以及对生物产业发展的促进，英国政府又在布里斯托尔新建了个体化疗法的通用生产平台，以提升个体化疗法在英国的可及性与成本可担性。

（三）巴西模式——区域通用生产平台

鉴于 CAR-T 疗法的高昂价格主要发生在生产环节，巴西政府将在本土建设通用 CAR-T 生产平台（Point-of-care Local Manufacturing）。巴西卫生部的基金会没有选择当前医药公司常见的集中生产模式，而是借鉴疫情期间可移动、装配式、分布式的疫苗生产方式，在全国围绕临床医院和治疗中心就近建设区域通用生产平台，统筹集中需求并带量采购原辅料，共享个体化细胞治疗生产过程中关键共性需求，比如病毒、原辅料等集中采购供应，以及生产设施共享。

经测算生产成本可以降低90%，大约3.5万美元一剂。这个成本将极大改善巴西本就不充裕的公共卫生系统的支付压力，甚至有望免费提供给有需要的巴西和拉丁美洲的患者。

这就如同汽车工业，汽车成为普通的商品在全世界普及，很重要的原因就是将汽车的研发生产与汽车运行的国家公路网建设进行专业分工，工程师研发内燃机、汽车公司研发生产汽车，但供汽车自由驰骋的国家公路网则由专业的第三方公司修建和运营，通过统一的行业标准，供不同公司的汽车上路通行，推动汽车取代马车成为新的交通工具，并演变出今天巨大的汽车工业。如果是每个汽车公司自行建设并维护仅供自家汽车上路通行的国家公路网，那汽车就不会像如今这么通用普及。

（四）西班牙细胞治疗新范式——符合生产规范（GMP）院内生产

西班牙巴塞罗那的肿瘤医院（Clinic de Barcelona）直接向患者提供 CAR-T 治疗，根据欧洲的一项特殊政策，医院专家开发的 CAR-T 疗法得以在医院生产应用，并可以报销，院内获批生产的 CAR-T 产品价格为 8.9 万欧元（约合 9.7 万美元），价格仅为美国上市 CAR-T 产品的 1/3。虽然医院或研究机构的职能并不是药物生产，但是鉴于个体化细胞疗法的特殊性，以及虽然目前有多款 CAR-T 产品获批上市，但高昂的价格和生产链条的烦琐极大地约束了临床患者的可及性，欧盟监管机构同意并批复了院内就近生产提供 CAR-T 产品的模式。

三、细胞产业创新国际借鉴小结：科技创新最终形成产业创新，还需要结合技术特性的模式创新

过去创新药物开发的路径，一般是由学界或临床专家发起，药物研究

工作基本都止步于显露临床疗效迹象的阶段，然后卖给大药厂，由大药厂推进后续的开发、注册申报和上市推广。但 CGT 的特点是，靶点明确就意味着患者群体非常单一确定，同时患者基数相对收窄，通常只能使少数患者明确受益，而 CGT 通常"单人单份"，其"即需即产"的生产过程烦琐、工艺复杂，难以快速形成规模效应等。在这种情况下，科学研究显示的可能潜力与商业开发的现实发生冲突，导致过去行之有效的药品研究开发的接力棒模式难以维系。在商业药物开发中，选择候选药物进行商业化不仅取决于科学上的先进性以及其成药的确定性，还取决于其可能的商业价值，也就是未来的盈利能力。

随着越来越多的 CGT 的上市，进一步凸显了当前发展模式的局限性，让我们看到 CGT 公司发展与临床紧迫需求之间的巨大鸿沟，是时候做出一些改变了，于是出现了前述的美国模式、英国模式、巴西模式和西班牙模式等加快推进科学创新带动产业创新的新做法，提升前沿 CGT 技术的临床可及性，培育新服务、形成新业态。这些新出现的细胞治疗新模式其实就是国家卫生健康委推行的生物医学新技术发展路径，在符合细胞治疗生产规范的条件下，允许医院或围绕着临床需求就近部署的可共享通用生产平台（2013 年技术支持的"区域细胞制备中心"，现在技术支持的"区域通用细胞智造中心"），生产制造细胞治疗产品，通过安全性、有效性和质量稳定性的评价审查，获得国家卫生健康委的监管批准，可以在网络医院实施细胞治疗。

这项源于我国的旨在扩大临床医疗新技术可及性的监管路径如今在国际上"开花结果"了：巴塞罗那肿瘤医院获批在本院生产 CAR-T 产品，美国、英国和巴西等国通用生产平台网络等提供 CGT 产品生产、配送服务。目前，巴塞罗那肿瘤医院已经给大约 300 名患者提供了 CAR-T 细胞治疗，这些基于 CGT 制剂自身特点的创新模式探索形成了另一种提升患者可及性的监管模式：院内或就近生产 CAR-T 等具有"即需即产"特性的前沿治疗技术产品，以大幅降低生产成本、提升患者的可及性，促进产业发展，造福一方百姓。

参 考 文 献

[1]王晴晴，王冲，黄志红. 中国、美国和欧盟的细胞治疗监管政策浅析[J]. 中国新药杂志，2019，28(11)：1297-1302.

[2]未来产业创新发展论坛：聚焦细胞基因治疗产业未来[J]. 中关村，2023，(6)：34.

[3]陆渊. 细胞基因治疗产品开发到临床应用[J]. 世界科学，2024(1)：39-41.

放射性药物行业对抗肿瘤，放射性药物大放异彩

刘沐芸

(细胞产业关键共性技术国家工程研究中心)

摘要： 放射性药物行业经历了一段低迷期后，近年来因 Novartis 等大药厂的收购和投资，重新受到关注。2023 年，Bayer 和 Eli Lilly 等公司在该领域的收购行为进一步推动了行业的发展。放射性药物的成功商业化依赖于完善的核药房网络，以实现"即产即送"的快速配送，满足其短半衰期的特性。放射性药物行业正迎来新的发展机遇，其临床潜能和商业价值得到了业界的普遍认可。随着技术进步和产业链的完善，放射性药物有望在肿瘤治疗领域发挥更加关键的作用。

关键词： 放射性药物；商业化；肿瘤治疗

一、产业背景介绍

曾几何时，大药厂都寄希望于开发靶向放射性药物或者 radioligand 疗法，但收获甚微，以至于放射性药物的商业化逐渐式微，直至 2017 年和 2018 年，"光景"才重现。主要原因在于，这两年间 Novartis 花费了 60 亿美元收购了 2 个从事放射性药物研发的初创公司。这些收购引发产业界与投资界的关注，将这个收购比作"引发了放射性药物行业的催化连锁反应"。

目前，国内国际的放射性药物行业均呈现高度集中的发展态势，业界普遍看好，即便是 2023 年生物医药投资行情总体一般，但放射性药物行业不乏获得非常可观融资支持的公司，甚至有公司成功 IPO。2023 年，Bayer 在放射性药物领域进行了收购，同年 7 月，Eli Lilly 花费 14 亿美元收购 Point Biopharma 正式进入放射性药物行业。

从放射性药物领域活跃的投融资活动可知，业界普遍看好放射性药物发展前景，认为放射性药物在给患者带来临床益处的同时也会带来商业价值。但放射性药物行业要从科学上的成功走向商业上的成功，还需要克服生产、配送及供应链的一些困难。

二、放射性治疗进入新时代，放射性同位素与靶向化合物结合

过去几十年，放射性疗法一直用于肿瘤治疗，但发挥治疗作用的射线是从体外发出的，需要"穿"过患者的皮肤、肌肉和骨骼到达癌变部位，因而同时会给接受放疗的患者造成一定的外伤或灼伤。

今天在临床大放异彩的放射性药物，是由产生放射性的分子，又称"放射性同位素"（Radioisotopes），结合靶向化合物形成的放射性配体药物（RDC），为偶联药物的一种。RDC一般包含四部分：放射性同位素、螯合剂（Chelator，负责稳定或"笼化"放射性核素，以防止核素在到达目的地之前伤及无辜）、靶向配体（Ligand，负责精准识别和结合肿瘤靶点）以及连接子（Linker，负责连接靶向配体和螯合剂）。

靶向化合物能引导放射性核素到达目标肿瘤细胞，与癌细胞上特定标志物或受体结合，结合后释放出放射性同位素，破坏并杀死癌细胞。相比传统的肿瘤治疗，放射性配体药物具有靶向精准、杀伤力强、限制损伤周围组织等优点，对肿瘤治疗发挥至关重要的作用。

科学家一直在推进放射性药物的研究开发，虽然有些药物疗效不错，但针对的是一些罕见肿瘤，因此未能引发产业界的关注和重视。这一现象在2021年发生了转变，这一年，Novartis在欧洲肿瘤年会上公布了Pluvicto治疗前列腺癌Ⅲ期的临床研究数据，该药能延长患者的生存期，从过去的平均11.3个月延长到15.3个月，这给没有其他有效治疗药物的前列腺癌患者带来了新希望。2023年，Pluvicto成了名副其实的"重磅炸弹"，上市不到2年就实现了超10亿美元的年销售额①，位列美国肿瘤治疗领域创新的三甲。业界普遍认为，放射性药物必将引领肿瘤治疗的下一波浪潮。

---

① 氨基观察. 一款核药物爆品的诞生，Pluvicto崛起启示录：Pluvicto为什么会成功？这种成功又能否复制？[EB/OL]. https://www.jiemian.com/article/9809609.html.

目前上市的治疗性放射性药，除了前面提及的 Pluvicto、Novartis，还有治疗神经内分泌瘤的 Lutathera，这几款药都基于同位素镥-177，这是一种 β 放射性粒子，能引起单链 DNA 断裂，患者通常需要在铅房内接受穿着厚厚防护服的医务人员为其静脉输注。输注后，患者需要持续独自待在铅房内，直至尿液中检测不到放射性元素。为了避免对身边其他人产生辐射伤害，有的患者甚至需要与亲属隔离几个小时或几天时间。虽然如此，但对患者来讲也是利远大于弊的。

Convergent 公司的 CONV01-a，虽然也是针对前列腺癌的治疗，靶点与 Pluvicto 一致，但偶联了不同的同位素锕-225，这是一种 α 放射性粒子。α 放射性粒子能产生更高浓度的有毒射线，引发双链 DNA 断裂，同样无法去更远的地方，无法透过皮肤，甚至是一张纸就能阻挡，因此该药物对医护人员和患者都更安全，患者能减少在铅房隔离的时间，在接受治疗时亲属可以陪伴，治疗后可以直接回家休息，不必像镥-177 治疗那样需要隔离。亲人的陪伴对于晚期恶性肿瘤患者来说尤为重要，因为这些患者大多时日无多。

三、放射性药物商业化成功的关键在于完善核药房网点

放射性同位素的半衰期较短，就好比抱着雪糕穿越沙漠。因此无法像其他药品那样提前大量生产以备临床需求，而是需要成熟、完善的上下游与"即产即送"的核药房网络，达到即时配送到医疗机构供患者及时使用。

曾经，生产与配送挑战也困扰着 Novartis，尤其是 Pluvicto 的生产。由于 Novartis 在新泽西和意大利工厂进行质量改进，生产延期，Pluticto 物流多次取消。经过几次产能的扩大，Novartis 每周都能生产，目前该公司计划扩建第三个生产设施，该设施投产后，预计在 2024 年，Novartis 将能达到 25 万剂的年产能。目前，Novartis 也计划在中国新建生产配送设施，以满足中国临床治疗需求。

放射性药物的采购、运输和处理与一般生物医药行业、生物技术领域的采购、运输等有着显著的不同。治疗性放射性同位素需要在特殊的核反应堆中产生，然后运到核药房，放射性同位素与靶向化合物完成结合，分

装到不同的西林瓶或预罐装置中，通过质量测试后放入具有屏蔽隔离功能的铅罐中，为即用型药物直接配送到医疗机构供患者使用。

放射性药物商业化成功的核心在于快速、便捷的生产、分装和配送服务网点，又称"核药房网络"。一个核药房的辐射半径为150~200千米，分散建厂成为行业发展常态。由于放射性药物的给药窗口期非常短，且这些药物的生产分装也都采用单人计量的形式，所以对高效、快捷、便利地实现生产分装设施建设提出迫切的需求。

随着核药房建设审评审批权限下放到省市级，完善核药房网点的刚需和自建资金压力引发了行业对能实现放射性药物全自动共线生产、分装的合作核药房的投资热潮。

细胞产业国家工程中心先进智造平台针对传统人工或半自动生产方式的产线利用率低、职业暴露风险高、风险控制代价高昂的问题，以数智技术实施解决方案，极大解决了放射性药物半衰期短、辐射性强导致的从业人员短缺等产业难题，满足放射性药物单人剂量快速、精准分装并及时配送至临床医院的发展需求。

四、放射性药物临床潜能引发的产业新前景

除了前面提到的前列腺癌、神经内分泌瘤，放射性药物治疗其他肿瘤的潜力如何？肿瘤对放射性药物如何应答？会产生耐药性吗？从放射性药物的作用机制来讲，产生耐药的可能性比较小，因为其作用机制是打断DNA的单链或双链。

目前，放射性药物在肿瘤治疗领域通常是用于二线治疗，也就是患者在接受常规的化疗无效后，才会考虑用放射性药物。但2023年10月召开的欧洲肿瘤年会上，Novartis发布的临床研究表明，相较于化学治疗作为一线标准方案，一线就应用Pluvicto治疗能将患者的复发风险降至50%以下。

医药公司目前正在探索放射性药物治疗其他肿瘤的潜能，比如肺癌、乳腺癌、结肠癌、肝癌、肾癌，以及肉瘤和间皮瘤的可行性。放射性药物发展的浪潮正向我们走来，我们能抓住这次发展机遇吗？

参考文献

［1］氨基观察 . 一款药物爆品的诞生，Pluvicto 崛起启示录：Pluvicto 为什么会成功？这种成功又能否复制？［EB/OL］. https：//www. jiemian. com/article/9809609. html.

［2］郭婷 . 放射性药物研发方兴未艾［N］. 中国医药报，2024-06-04(1).

［3］孙得洋，贾娟娟，黄海伟 . 2011—2022 年 FDA 批准的放射性药物及其在国内的应用现状［J］. 中国药物化学杂志，2023，33(9)：679-695.

"AI+医疗" 产业发展观察

何渊源　　汪云兴

［综合开发研究院（中国·深圳）］

摘要： "AI+医疗" 是集医学、机器人、人工智能等诸多学科于一体的新型交叉研究领域，在药械研发、疾病诊断与治疗、康复医疗、健康保险、医疗保健、疾病防控、健康检查等场景有着丰富的应用。受到老龄化的发展、健康大数据的积累、医疗资源供需不平衡、政策大力支持等影响，我国 "AI+医疗" 产业成为近年来快速崛起的新兴产业。目前 "AI+医疗" 产业在数据、专业人才、政策法规等方面还存在挑战，未来建议加快完善健康大数据治理体系、打造 "AI+医疗" 影像智能生态、加强对 "AI+新药研发" 培育。

关键词： 人工智能；医疗产业；新兴产业

一、"AI+医疗" 产业的定义与内涵

（一）"AI+医疗" 的定义

《AI+医疗健康》中将 "人工智能+医疗" 定义为集医学、机器人、人工智能等诸多学科于一体的新型交叉研究领域[①]。2020 年，美国发布《AI 医疗定义和标准》，将 "人工智能+医疗" 定义为具备一定智能水平的技术和系统概括[②]。《中国 AI 医疗产业研究报告》将 "AI 医疗" 定义为通过运用先进的信息技术，如人工智能、大数据、云计算、物联网等，对医疗过

---

① 闵栋，王豫，徐岩，等 . AI+医疗健康［M］. 北京：机械工业出版社，2018：21.
② 美国国家标准学会 . 医疗人工智能的定义和标准［S/OL］. https：//webstore. ansi. org/standards/ansi/ansicta20892020？ _ga = 2. 95125215. 251102892. 1672191942－484977066. 1670571205.

程进行智能化管理和优化，从而提高医疗服务的质量和效率①。中邮证券认为，"AI+医疗"是指在协助人或解放人的状态下，以人工智能为核心的干预技术手段介入传统的院内外医疗环节，以提升院内外医疗服务效率效果为目的，从而产生相应软硬件产品的新型医疗应用技术。这涉及院前的预检分诊、预约就诊、药物研发，院中的导诊排队、临床诊断、病例录入、医保支付，院后的患者随访、健康管理等一系列过程。

因此，本文定义"AI+医疗"是指运用大数据、物联网、人工智能等技术，赋能医疗健康全过程的服务与相关产品创新，涉及了诊疗前阶段、诊疗阶段、诊疗后阶段，以及药械研发等相关产品开发领域。

（二）"AI+医疗"的应用场景

AI 在医疗健康领域广泛应用，覆盖药械研发、疾病诊断与治疗、康复医疗、健康保险、医疗保健、疾病防控、健康检查等场景，并且随着 AI 技术对各个领域的渗透率不断提升，AI 将在医疗健康领域发挥更大作用（见图 3.3）。

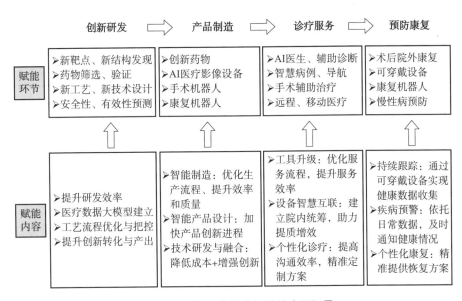

图 3.3　AI 在医疗健康领域的应用场景

创新药械研发。利用 AI 辅助开发和验证新靶点、新结构、新序列。利

---

① 甲子光年智库. 中国 AI 医疗产业研究报告［R］. 2024.

用 AI 辅助进行临床试验以对安全性和有效性进行预测疾病诊断，加速药物筛选和器械开发。

疾病辅助诊断。在影像诊断、基因检测、病理诊断等层面利用 AI 对是否患病、患病类型等进行分辨和判断，对患病区域自动标注，提升影像诊断精度。

手术辅助治疗。手术机器人、AI 辅助放疗设备等对病灶实现精准去除。医院、诊所等利用 AI 系统实现疗法分析、智慧病案生成。

术后辅助康复。检测评估治疗后健康状况，智能给出最佳康复方案。康复机器人、穿戴设备等辅助预后管理。

智慧健康检查。体检项目智慧搭配，体检结果智能分析，体检报告自动生成及体检结果智能解读等。

疾病智能预警。依托穿戴设备对健康指标进行实时监控预警。智能分析流行病学数据，判断可能的传染病和其他疾病风险，辅助疫情疾病的预测和监控。

个性化医疗保健。对患者年龄、病史、遗传史等进行智能分析，给出个性化、精准化医疗保健方案。

个性化健康保险。结合健康大数据、保险系统智能管理、保险业务智慧办理、保险自助理赔等进行个性化健康保险。

二、"AI+医学"行业发展驱动因素分析

（一）老龄化带来个性化健康需求

随着我国人口老龄化进程的加速，老年人口的增加带动了对医疗健康产品、服务和资源的全方位需求增长，对疾病筛查、诊断、预防、治疗、康复、护理等相关服务和产品的需求日益迫切，特别是对个性化精准治疗、护理方案需求强烈。国家统计局发布数据显示，2023 年末全国人口140967 万，其中 60 岁及以上人口 29697 万，占全国总人口的 21.1%；其中 65 岁及以上人口 21676 万，占全国总人口的 15.4%。据预测，2035 年60 岁及以上人口会突破 4 亿，老龄化率攀升至 30%以上。同时，我国慢性病患病率近年来持续上升，患病群体的疾病预防和康复治疗需求也将成为个性化医疗服务的推动力之一。根据相关研究计算，我国慢性病患者约

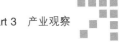

1.8 亿，其中老龄化人口约 1.3 亿。

（二）海量健康数据带来巨大价值

随着 5G、物联网、大数据、人工智能等技术快速发展，医疗健康领域将逐步向信息化、网络化、智能化转型升级，为医疗健康产业带来了海量的基础数据。一方面，医疗机构不断加强信息化建设，并积极推进医疗机构之间数据的互联互通。国家卫生健康委统计数据显示，截至 2023 年 11 月，我国已经有 8000 多家二级以上公立医院接入区域全民健康信息平台，20 个省份超过 80% 的三级医院已接入省级的全民健康信息平台。在数据互联的基础上，25 个省份开展了电子健康档案省内共享调阅，17 个省份开展了电子病历省内共享调阅，204 个地级市开展了检查检验结果的互通共享。另一方面，随着医疗健康领域大数据、大模型的应用，政府部门、科研院校、创新主体等对医疗健康数据需求越来越大，健康大数据应用场景越来越多。如政府部门可以依托流行病大数据预防疫情的发生和提升公共卫生服务水平、完善医疗政策体系。比如，通过个人健康状况、医疗就诊、疾病分布、医疗资源利用率等数据，政府部门可以合理分配和调度医疗资源；通过医疗机构患者情况、人口流调等数据，可以监测疾病流行趋势、评估疫苗接种效果，从而及时调整疫情防控措施；个人可以根据健康数据开展慢性病诊断监测、个性化复杂疾病治疗。

（三）医疗资源不足和分配不均

根据相关统计年鉴，2022 年我国共有各类医院 100 多万所，其中基层医疗卫生机构占比近 95%，执业（助理）医师数量超过 400 万名。但我国人口基数庞大，平均每千人仅配置不到 4 名医师，而这一数字在我国农村地区更少，每千人仅配置 2.5 名医师。我国影像科、病理科与超声医师均明显短缺。根据《2022 中国卫生健康统计年鉴》、国家统计局数字并结合行业专家观点推算，2021 年我国影像科医生配置仅为 0.17 人/千人；我国注册病理医师仅有 20400 名，而实际需求超过 10 万名；我国注册超声医生仅 12 万名，而我国的超声设备超 20 万台。优质医疗资源不足，且分配不均、布局结构不合理影响着医疗卫生服务的公平和效率，同时也使重大疾病预防控制任务艰巨和突发公共卫生事件难以应对。这一现状推动着智能化、自动化和远程医疗的发展。

（四）政策规范与鼓励支持

我国在智慧医疗、远程医疗、健康数据等领域已经出台了一系列规划政策，为"AI+医疗"提供了良好的发展环境，推动着产业快速发展（见表3.1）。

表3.1　我国涉及"AI+医疗"相关政策

文件名	时间	发文机构	主要内容
《中华人民共和国国民经济和社会发展第十四个五年规划和2035年远景目标纲要》	2021年3月	国务院	构建基于5G的应用场景和产业生态，在智能交通、智慧物流、智慧能源、智慧医疗等重点领域开展试点示范
《"十四五"医疗装备产业发展规划》	2021年12月	工业和信息化部、国家卫生健康委、国家发展改革委等10部委	加快智能医疗装备发展。支持医疗装备、医疗机构、电子信息、互联网等跨领域、跨行业深度合作，鼓励医疗装备集成5G医疗行业模组，嵌入人工智能、工业互联网、云计算等新技术，推动医疗装备智能化、精准化、网络化发展
《关于促进人工智能和实体经济深度融合的指导意见》	2019年3月	中央全面深化改革委员会	提升医疗、教育等民生领域的智能化程度和服务水平；通过人工智能技术的赋能，解决偏远地区医疗、教育的不均衡问题
《关于促进"互联网+医疗健康"发展的意见》	2018年4月	国务院	推进实施健康中国战略，提升医疗卫生现代化管理水平，优化资源配置，创新服务模式，提高服务效率，降低服务成本，满足人民群众日益增长的医疗卫生健康需求
《新一代人工智能发展规划》	2017年7月	国务院	智能医疗。推广应用人工智能治疗新模式新手段，建立快速精准的智能医疗体系。探索智慧医院建设，开发人机协同的手术机器人、智能诊疗助手，研发柔性可穿戴、生物兼容的生理监测系统，研发人机协同临床智能诊疗方案，实现智能影像识别、病理分型和智能多学科会诊。基于人工智能开展大规模基因组识别、蛋白组学、代谢组学等研究和新药研发，推进医药监管智能化。加强流行病智能监测和防控。智能健康和养老。加强群体智能健康管理，突破健康大数据分析、物联网等关键技术，研发健康管理可穿戴设备和家庭智能健康检测监测设备，推动健康管理实现从点状监测向连续监测、从短流程管理向长流程管理转变。建设智能养老社区和机构，构建安全便捷的智能化养老基础设施体系。加强老年人产品智能化和智能产品适老化，开发视听辅助设备、物理辅助设备等智能家居养老设备，拓展老年人活动空间。开发面向老年人的移动社交和服务平台、情感陪护助手等

文件名	时间	发文机构	主要内容
《"健康中国2030"规划纲要》	2016年10月	中共中央、国务院	发展基于互联网的健康服务，鼓励发展健康体检、咨询等健康服务，促进个性化健康管理服务发展，培育一批有特色的健康管理服务产业，探索推进可穿戴设备、智能健康电子产品和健康医疗移动应用服务等发展

三、"AI+医疗"发展情况与趋势

（一）我国"AI+医疗"产业总体情况

1. "AI+医疗"产业图谱

初步梳理"AI+医疗"产业图谱，可以发现主要由产品、技术、场景三个部分组成。产品主要包含医疗健康过程涉及的医药和医疗器械等产品，以及 AI 技术所需数据采集设备和硬件等；技术主要包含 AI 技术与医疗健康融合中的各项软件、通信技术、平台系统和健康数据等；场景主要包含"AI+医疗"涉及的各种应用场景（见图 3.4）。

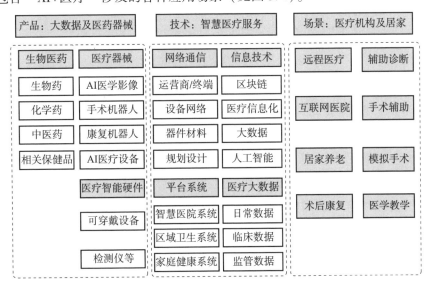

图3.4　"AI+医疗"产业图谱

资料来源：综合开发研究院整理得出。

2. 我国"AI+医疗"产业市场规模

2020 年全球智慧医疗市场规模约为 1410 亿美元, 预计到 2027 年这一数字将增长至 5083 亿美元, 年均复合增长率达到 20.5%[①]。我国受到人口老龄化、健康数据价值释放、医疗需求增加、产业政策支持等多种因素影响,"AI+医疗"市场也保持持续快速增长。2023 年我国"AI+医疗"行业规模接近 1000 亿元, 预计到 2028 年行业规模达到约 1600 亿元, 2022—2028 年的年复合增长率为 10.5%[②] (见图 3.5)。

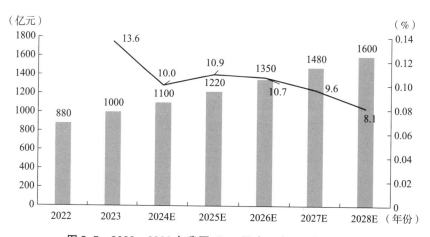

图 3.5　2022—2028 年我国"AI+医疗"市场规模及增速

(二)"AI+医疗"细分领域发展情况

1. "AI+医疗"影像

(1) 市场规模

AI 的应用显著提高了 X 光、MRI 和 CT 扫描等诊断设备的准确性和效率, 还能够辅助医生进行更快速、更准确的诊断, 提高疾病检测的准确率, 减少医疗差错和漏诊。例如, 通过 AI 影像分析, AI 能够提供个性化的诊疗方案, 优化治疗方案, 从而提升医疗服务质量。根据 Market. us Media 的最新市场研究报告, 全球"AI+医疗"影像市场呈现显著增长,

---

① 中商产业研究院 . 2022—2027 年中国智慧医疗产业发展趋势及投资风险研究报告 [R]. 2023.

② 甲子光年智库, 综研院 . 中国 AI 医疗产业研究报告 [R]. 2024.

2023 年全球市场规模约有 10.16 亿美元，预计到 2032 年市场规模将接近 150 亿美元，年复合增长率高达 34.7%（见图 3.6）。

从成像方式角度来看，CT 扫描占据最大的市场份额，为 37.4%；X 光显示出快速增长，复合年增长率为 37.1%。从应用领域分析，神经学在使用中占据主导地位，份额为 39.8%；乳腺筛查增长最快，复合年增长率为 36.4%。从技术角度分析，深度学习技术在市场中占 58.8% 的份额，自然语言处理（NLP）则是增长最快的技术，复合年增长率为 37.6%。终端市场方面，医院是 AI 成像技术的主要用户，占 53.7% 的市场份额，而诊断成像中心以 35.6% 的复合年增长率迅速扩展。

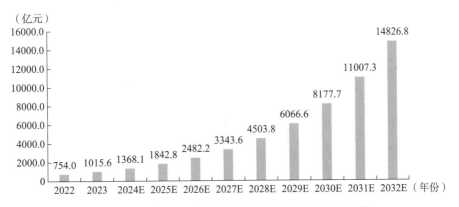

图 3.6　2022—2032 年全球"AI+医疗"影像市场规模

资料来源：Market. us Media. Global AI in Medical Imaging Market［Z］. 2024.

由于外国 AI 影像技术起步早，渗透率相对较高，目前美国约 30% 的放射科诊所都采用了 AI 技术。自 2019 年以来，FDA 批准的 AI 驱动诊断成像工具数量每年增加 35%，IBM Watson Health、GE Healthcare 和飞利浦医疗等公司在这一市场中处于领先地位。我国虽然起步较晚，但发展速度快。迈瑞医疗、深透医疗、联影医疗等国产品牌都纷纷布局了 AI 影像相关产品，目前全国已有 70 个 AI 医学影像产品成功获得了三类医疗器械认证，主要集中在眼底疾病检测、肺部疾病诊断、心血管疾病评估、头颈部疾病识别、骨骼系统分析等疾病领域。

（2）应用优势

一是利用健康大数据建立大模型。AI 可以借助海量的健康数据，通过不断地学习对模型进行训练、优化，以提升其性能及精确度。当AI系统接触到更多样化、标注精确的医学影像数据集时，AI系统能更深层次地理解和解析图像特征，精准把握输入图像与预期诊断结果间的复杂联系，确保在多种诊断任务中输出精确且可信度高的结论。此外，AI技术擅于将原始的非结构化影像数据转换为结构化信息，优化影像质量，比如通过降噪增强对比度等手段，大幅提高医学影像数据的可用性和诊断价值。

二是快速对影像进行初步解读。AI能够在分钟级乃至秒级时间内完成对影像资料的分析，这极大地提高了影像学阅片效率。同时，随着算法模型的不断迭代与优化，AI可以识别部分肉眼无法鉴别的病变，在某些特定疾病的诊断精确度上已经能够媲美经验丰富的专业医生，展现了极高的诊断效能。尤为重要的是，AI具有长时间高质量工作的独特优势，不受外界因素干扰、时刻保持高效的工作状态，这对于提高医学影像阅片的效率与质量，确保诊断结果的稳定性与可靠性具有重要意义。

三是辅助基层医生阅片。AI辅助诊断系统的使用可以为经验不足的影像科医生提供帮助，提高其阅片效率。AI系统经过训练后对疾病诊断的准确率不断提升，有效降低影像科医生漏诊的概率。对经验不足的医生尤其是基层医生的帮助可缓解医学影像人才紧张的状况，为促进医疗资源的均衡分配与医疗服务的质量升级开辟新途径。

2. "AI+新药研发"

（1）市场规模

AI药物研发是将机器学习（Machine Learning）、自然语言处理（Natural Language Processing）及大数据等AI技术应用到药物研发各个环节，有助于缩短药物上市周期，降低研发成本，提高研发效率。目前主要应用于药物研发阶段的药物发现和临床前阶段，随着ChatGPT的不断应用，AI向临床开发阶段的渗透有望持续加快。

全球AI药物研发保持增长态势，目前全球AI药物研发企业约有700家。其中，北美洲是全球AI药物研发最大的市场，有超过50%的公司集中在美国，英国和欧盟分别占据12.5%和13.4%；亚洲大约占12.8%，其中中国约占据4.7%（见图3.7）。

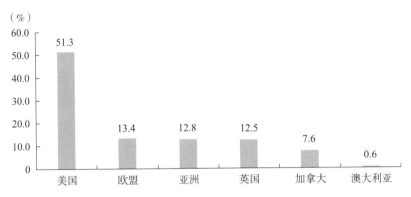

图 3.7 全球 "AI+药物研发" 公司占比情况

资料来源：火石创造. 生物医药行业：AI+生物医药发展研究专题报告 [R]. 2023.

（2）融资能力

全球 AI 药物研发融资能力整体提升，中国药物研发 AI 大部分仍处于早期融资阶段。2022 年全球 "AI+药物研发" 相关融资总事件达 177 起，总金额为 62.02 亿美元（约合人民币 426.7 亿元）。相较于 2021 年的 77 起、总金额 45.64 亿美元的融资情况呈现双双上涨的态势（见图 3.8）。其中，美国 AI 药物研发融资事件达 71 起、中国达 43 起，其他国家和地区达 30 起，投融资活动主要活跃在中国、美国和欧洲地区。但是，中国的融资金额仍处于低位。

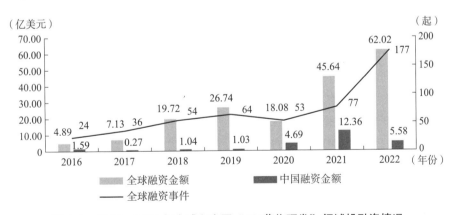

图 3.8 2016—2022 年全球和中国 "AI+药物研发" 领域投融资情况

资料来源：火石创造. 生物医药行业：AI+生物医药发展研究专题报告 [R]. 2023.

（3）在研产品

从在线 AI 药物研发方向来看，AI 辅助药物研发布局分布在药物发现、临床前研究、临床试验和药品销售的各个阶段。首先，布局最多的环节是先导化合物的设计优化合成，其次是化合物筛选、靶点发现和药物重定位，晶型预测、剂型设计环节布局的公司相对较少。目前，国内 AI 药物研发领域中小分子化合物虚拟筛选，新靶点发现以及药物优化设计和药物重定向是目前较为热门的方向。国内外还暂无利用 AI 技术实现新药上市的成功案例（见图 3.9）。

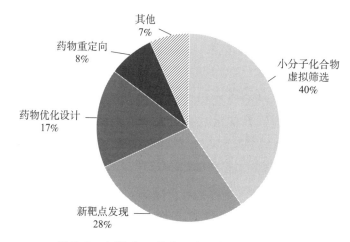

图 3.9　中国"AI+药物研发"各领域分布情况

资料来源：火石创造.AI 药物研发行业现状及发展趋势分析［EB/OL］.2024. BiopharmaTrend.com.

从在研 AI 药物产品聚焦疾病领域来看，首先，主要聚焦在癌症和精神类疾病，占比超过 50%；其次是心脑血管、肝肾肠胃和呼吸系统类疾病，占比超过 30%；最后涉及包括糖尿病、眼病、白血病、感染类疾病、免疫类疾病、药物副作用领域，个别企业布局了遗传疾病及罕见病等小众赛道。其中，较为知名的有 AbCellera 与礼来联合研发的 LY-CoV555、AI Therapeutics 与耶鲁大学合作开发的 LAM-002 管线等。LY-CoV555 是全球首个进入临床阶段的新冠病毒中和抗体，并于 2020 年 11 月获美国 FDA 的紧急使用授权（EUA）（见图 3.10）。

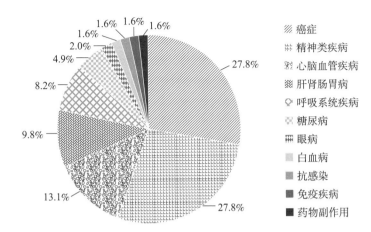

图 3.10 全球"AI+药物研发"集聚领域

资料来源：火石创造. 生物医药行业：AI+生物医药发展研究专题报告［R］. 2023.

3. "AI+医疗信息化"

医疗信息化参与主体为以医院为主的各类医疗机构，具体的产品和业务包括医院管理信息化系统（HIS）、临床管理信息化系统（CIS）、区域医疗卫生服务信息化系统（GMIS）等 IT 系统，这是使医疗服务环节实现数字化、网络化的信息系统基础设施。在国家政策的支持和老龄化日益严重的背景下，我国医疗信息化市场规模持续稳定增长。2022 年市场规模增长至 221.5 亿元，预计 2025 年将达 474.3 亿元（见图 3.13）。

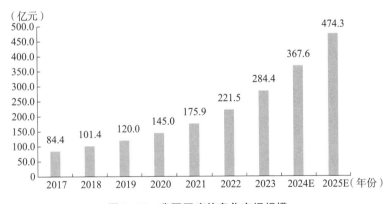

图 3.13 我国医疗信息化市场规模

资料来源：中商产业研究院.2022—2027 年中国智慧医疗产业发展趋势及投资风险研究报告
［R］. 2023.

4. "AI+健康管理"

我国 AI 健康管理行业尚处于发展初期，但是涉及了慢病管理、健康咨询、健康解决方案提供等多个领域。2022 年，我国 AI 健康管理行业市场规模达到 8913.0 亿元。随着 AI 算力的不断发展，AI 技术将进一步渗透行业细分领域，其中，医疗咨询服务、消费者健康服务、健康解决方案及慢病管理的 AI 渗透率分别有望达 25.0%、75.0%、25.0%及 5.3%，市场将进一步扩容。加上老龄化加速、慢性病人口数量增加、健康意识提升等因素影响，预计到 2027 年，我国 AI 健康管理行业市场规模将接近 2.6 万亿元①（见表 3.2）。

表 3.2 我国 AI+健康管理市场情况

单位：亿元

行业细分领域	年份									
	2018	2019	2020	2021	2022	2023	2024E	2025E	2026E	2027E
慢病管理	547	706	779	1034	1334	1767	2308	2978	3908	5114
健康解决方案	382	468	562	685	1144	1144	1483	1916	244	3078
消费者健康服务	1851	2707	3778	5345	7754	7754	9425	11364	13567	16065
医疗咨询服务	157	190	241	308	574	574	768	993	1277	1653
合计	2937	4071	5360	7372	10806	11239	13985	17251	18996	25910

资料来源：头豹研究院. 中国 AI 健康管理行业概览：以 AI 科技助力智能健康管理 [Z]. 2023.

从趋势来看，AI 健康管理由于涉及领域宽泛，多领域企业纷纷入局，未来企业向产业链上下游覆盖，形成全产业链一体化，通过全程化布局有望提高综合竞争力。虽然当前投融资增速有所放缓，但随着人们健康意识的提高，健康管理服务市场逐渐升温，AI 健康管理赛道吸金能力依旧显著。

（三）上市医药企业布局 AI 赛道情况

1. 传统药企利用 AI 技术开展创新药物发现，提升研发效率

（1）恒瑞医药

我国龙头药企恒瑞医药早已在 AI 领域进行相关布局，公司在 2023 年年

---

① 头豹研究院. 中国 AI 健康管理行业概览：以 AI 科技助力智能健康管理 [Z]. 2023.

报中多次提及 AI 制药，包括"完善生物信息平台，整合并构建内部多组学数据库，利用 AI 建立靶点发现平台，用高质量的内部数据为公司早期开发策略选择提供支持""尝试开拓结构生物学、AI 药物研发等平台"等。

恒瑞医药积极开发人工智能新药开发平台和临床研发系统，以 AI+技术赋能新药研发和临床试验，助力产品和临床开发差异化创新。在公司的 16 个主要技术平台中，AI 分子设计平台一方面结合计算机辅助药物设计（CADD）与人工智能药物发现（AIDD）技术应用于小分子药物发现和优化设计；建立 AI 辅助小分子设计和开发系统，利用内部数据建立和优化 AI 模型。另一方面，利用计算机辅助抗体发现和优化设计，建立 AI 辅助生物药设计和开发系统，应用 AI 技术进行大分子结构预测、性质计算和分子设计。

（2）仟源医药

仟源医药公告显示，公司将与北京亿药科技有限公司签署《设立合资公司合同》，未来双方将聚焦基于 AI 的制药技术，开展创新药物研发、产业化和商业化的合作。仟源医药与北京亿药科技将合作成立新公司仟源亿药，研发团队规模为 20~50 人，新公司将基于 AI 化合物设计、筛选技术以及药物合成、制剂、分析技术等打造创新药研发平台。

2. 医疗器械是 AI 技术应用的重要载体，近年来龙头企业积极布局

（1）迈瑞打造"设备+IT+AI"智能医疗生态

迈瑞医疗在 2023 年年报中披露，公司已初步完成了"设备+IT+AI"的智能医疗生态系统搭建，通过"三瑞"与设备融合创新，结合智能化大模型为医疗机构提供数智化整体解决方案。不同于其他厂商在院内有个别"点"产品，迈瑞的智能化首先是建立在三大产线基础上，通过三大产线形成"面"的优势，抢占先机的同时通过公司深耕医疗的长期"内功"，"降维"到医疗软件领域，实现"医疗+AI"答卷的智能化。迈瑞的智能化是基于对临床的深刻理解，为医院降本增效的同时，提升患者的就诊效率和质量。公司也在年报中用已经落地的解决方案案例进行了阐释。

（2）联影推出医疗 AI 大模型

2024 年 4 月的 CMEF 上，联影智能携医疗大模型、100 余款 AI 应用和 10 余款 AI 解决方案等创新成果亮相。联影智能提出"模型即平台"的技

术策略，基于海量多模态数据，推出垂直医疗领域的大模型基座"uAI 影智大模型"。区别于现有的大部分医疗大模型，uAI 影智大模型作为基模型，可在文本、影像、混合模态产品开发上带来全维助力。通过大量的数据训练，uAI 影智大模型具备对医学影像的通用底层学习技能，并具备了快速迁移到新疾病类型的能力，可充分利用不同模态和不同任务之间的相关性，对各类任务均可实现优异性能表现。以肾动脉血管分割任务为例，经过测试，该款大模型仅需 10 个训练数据便可达到传统小模型需要使用 201 个数据才能达到的性能水平。

此外，uAI 影智大模型在另外 8 种器官上的分割准确性均优于传统小模型。这意味着，大模型底座既可提升产品性能，又能为新产品开发落地提供强大加速度，推动模型开发迈入新范式，能够更灵活、快速地满足更多维的临床需求。目前，基于该款大模型基座，联影智能已在文本、影像、混合模态三方面实现了创新产品的落地。

3. CXO 企业凭借积累的海量数据，在 AI 制药领域具有较大发展优势

成都先导 2023 年年报显示，公司积极推进"DEL（DNA 编码化合物库）+AI"在新药发现与优化方面的项目研发及能力建设，同时，在公司内部搭建高通量化学合成和高通量化合物检测平台，旨在通过建设迭代式的"设计—合成—测试—分析"（DMTA）循环模式以加速临床前候选药物的发现及优化过程。

泓博医药披露，公司于 2019 年设立了 CADD/AIDD 技术平台。截至 2023 年末，公司 CADD/AIDD 技术平台已累计为 62 个新药项目提供了技术支持，其中三个已进入临床 I 期，两个在临床申报阶段。

皓元医药在 2023 年年报中表示，公司紧跟行业科技发展前沿，积极探索 AI+化学应用，并依托自身强大的研发实力，与德睿智药、英矽智能建立战略合作关系。

美迪西表示，公司将发挥一站式创新药研发服务优势，在已有与 AI 创新药研发公司合作的基础上，集萃各平台专业优势资源，初步构建基于结构生物学基础的 AI 创新药研究平台，利用虚拟药物的成药性评估预测平台、药物智能靶点数据库、药物—分子数据库、药物结合模式数据库、药物设计

的 AI 生成模型及 AI 虚拟药物筛选系统等平台体系，提升候选药物筛选效率及合成效率，构建一整条快速实现 AI 药物从青苗到 IND 批件的通路。

四、"AI+医疗"发展面临的挑战

（一）医疗健康大数据存在质量低、样本量不足、分布不均衡等问题

医疗健康大数据的价值在于高效利用海量数据为相关工作提供决策支持和数据服务。但是，医疗健康大数据往往具备来源丰富、形式多样、数据量庞大且复杂、质量参差不齐等特点，导致数据存在质量低、样本少、分布不均等问题。

1. 在数据收集过程中可能存在的问题

一是数据收集错误或缺失、数据清洗不规范，以及录入过程中数据标注错误导致的关键信息丢失等；二是数据传输过程中受到传感器精度、传输效率等影响，限制了数据采集质量；三是考虑到医疗健康大数据的隐私和保密性，难以收集到完整的医学健康信息，或者这些信息需要受到严格的保护。

2. 医疗健康大数据样本量可能存在的问题

一是缺少专业医生或医护人员对样本进行数据标注；二是医学健康大数据有大量的临床数据是非结构化、非标准化的记录数据或文本，样本的标准化程度存在差异，缺乏统一标准和大型公共数据库；三是医疗健康数据面临安全和伦理问题，各医疗机构对数据管理十分严格，数据共享受到诸多因素限制。

3. 医疗健康大数据样本分布可能存在的问题

医疗健康大数据涉及多种疾病，每种疾病又包含多个细分类别。在实际操作中，一些罕见病相对其他疾病案例偏少，数据也相应较少。在数据分布不均衡的条件下，很可能在机器学习过程中出现一些算法倾向于多数类别的情况，生成不切实际的结果，从而降低算法的通用性。

（二）医学影像人工智能存在专业人员少、数据解读难、影像设备贵等挑战

医学影像人工智能的应用涉及放射影像、超声影像和病理图像等不同

领域的研究，覆盖肺部、乳腺、心血管等多个部位，以及脑肿瘤、脑卒中等多种类型的疾病，还包括一些特定应用，如骨龄检测。医学影像人工智能可以辅助诊断肺结节、乳腺癌和脑肿瘤等疾病。然而，医学影像人工智能仍然面临挑战，如专业人员供给不足、影像数据解读难度大且时间长、设备购置和更新成本高等。

1. 专业人员供给不足

根据《中国卫生健康统计年鉴2022》和国家统计局数字推算，2021年我国影像科医生配置约为0.17人/千人。培养一名合格的影像科医生，从本科起算，至少需8年至10年。目前影像科医生的培养速度远跟不上增长的医疗需求。

2. 影像数据解读难度大、时间长

对医学影像结果的解读以及出具报告需要很强的专业背景，对数据解读的智能化升级需要大量的数据积累和分析。如宁波大学附属医院曾统计了影像科医生的工作量，即一个专业影像科医生的10个小时工作量，能处理80份至100份CT检查报告，或者60份至80份磁共振成像，或者120个至150个超声部位检查。

3. 医学影像设备价格昂贵

虽然我国对医疗器械、药品都开展了集采工作，但是医学影像设备由于其设备的复杂性、专业性，价格仍然比其他产品要高很多。根据中国政府采购网数据，一台CT设备的中标价格在几百万至上千万元不等。国家的医疗资源主要集中于公立医院，尤其是三级甲等医院的常规检查部门经常处于超负荷运转状态。另外，一些基层医疗单位因无力承担高端检测设备的巨额费用，在医学检测服务上力不从心。

（三）新药人工智能面临生物学复杂性、复合人才不足、政策法规滞后等挑战

AI在药学领域的应用可以促进药物研发设计。基于深度神经网络方法预测分子结构与活性之间的关系、提取靶标和药物的序列特征等，可辅助药物发现和药物剂量优化。然而，由于生物学的复杂性、复合人才不足、人工智能"黑盒"问题等，模型的泛化能力受限，无法在真实世界中推广和应用。

1. 生物学的复杂性给数据获取和 AI 算法设计带来巨大挑战

药学是一个融合化学和生物学的学科，在数据层面，二者具有较大的差异性。一般来说，化学方面的数据更加稳定、可控与易于计算；生物学数据涉及受体蛋白的构象变化，平衡和偏置信号等难以定量计算。化合物与人体靶点的结合与反应过程非常复杂，目前理论认知不足，受环境影响因素很大，数据稳定性和可重复性较差。当前的 AI 算法模型只纳入部分化学指标，生物学指标不完整，导致 AI 在药物发现和药效评估中面临着更大的不确定性。

2. 高端复合型人才缺失

AI 新药研发兼具信息科技和医药双重属性，需要一批既掌握 AI 前沿技术，又精通新药研发的复合型人才，由于我国相关领域的教学科研起步较晚，人才问题难以在短期内得到解决。据统计，全世界大约有 2.2 万名 AI 领域高端研究人员，而我国只有约 600 名，人才缺口较大。

3. AI 的"黑盒"问题

在 AI 模式建立、运算、决策等过程中存在不透明和难以解释的"黑盒"现象，导致在药物研发过程中科学家难以理解和验证模型的结果，可能导致医疗专业人员难以理解和信任人工智能的诊断或治疗建议。

（四）医疗健康应用深度学习面临社会伦理、政策法规滞后等挑战

1. AI 在医疗健康领域存在一些社会伦理问题

一些先进地区利用 AI 可能加剧医疗健康资源在不同人种、不同地区间的不平等；AI 在诊断、治疗过程中出现各种错漏所产生的责任归属划分是比较复杂的，医生、软件开发企业、医院或其他主体间如何明确各自权责是比较模糊的；数据的不均衡会影响模型的普遍适用性，还可能加剧医疗服务中的种族歧视。

2. 政策法规的制定滞后

AI 存在监管体系滞后于技术发展、政府监管能力滞后于技术创新速度、企业缺乏有效的治理和规范机制等问题。AI 因算法不透明、难解释、

跨界传播性和外溢性强，比一般的数字治理涉及范围广、难度大、问题突出。当前，AI 新药研发监管体系不健全，缺少具体的评估标准、市场准入、退出机制和收费机制，难以对潜在的问题进行监督与反馈。在涉及人格权、知识产权、财产权、侵权责任认定、法律主体地位等方面的法律法规尚属空白。

五、"AI+医疗"发展建议

（一）完善健康大数据治理体系

加快制定数据收集标准，提升对健康大数据的质量把控能力。一是加强 AI 伦理的体制机制管理，明确规定 AI 在医疗中的应用范围、患者隐私保护和医疗资源使用等，保护患者个人隐私相关数据，建立健康大数据应用的监管机制。二是探索建立区域试点，制定标准操作规程，以确保区域内数据在收集过程中按照统一的规范标准执行，推动各个医疗主体间的健康大数据具有可比性。三是引入电子化记录系统，建立健全数据管理机制，定期进行数据备份，提升数据质量。加强医院管理合作，打破各医院间的壁垒，推动建立区域健康大数据云共享平台。

（二）打造"AI+医疗"影像智能生态

以临床价值为导向，推动"硬件设备+信息传输+人工智能"的智能医疗生态系统建设。一是加强智能化医疗设备的研发创新以及布局，推动智能设备在更多的场景中应用推广。二是加强硬件设备的联系，通过各项智能硬件连接，实现设备物联和数据互联，如临床自动化、智能决策支持、医疗设备管理等智能应用，为医疗设备间的融合创新和数据整合提供基础。三是将医疗器械企业自身的研发体系与全球顶尖的科研体系相结合，通过 AI 算法和算力赋能，形成具有独特价值且不断自我学习和进化的智能化生态系统，发展智能化辅助诊断工具、大数据分析早期预警、重症医学学科大模型等工具，通过对临床的深度理解，生成能够辅助临床决策的智能化生态系统。

（三）加强对"AI+新药研发"培育

针对"AI+新药研发"的发展趋势，从监管、政策、空间等方面，引导产业高质量发展。一是争取前瞻性制定相关管理标准，如将基于 AI 技术的虚拟动物模型试验，作为临床前研究的效果参考，并缩短 AI 新药临床试验申请审批等待时间。二是推出相关人才政策，积极吸引和培养"AI+新药研发"的跨界人才，营造良好的生活和科研环境。三是由政府主导建设人工智能、生物制药等跨学科孵化园区，联合产业上下游形成良好的产业生态圈，并提供算力支持和共享实验室等配套设施。四是加强产业的创新研发能力，避免出现低水平重复的现象，通过创新和差异化发展打造产业核心竞争力。

参考文献

［1］DE NADAI A S, HU Y Q, THOMPSON W K. Data pollution in neuropsychiatry—An under-recognized but critical barrier to research progress［J］. JAMA Psychiatry, 2022, 79（2）：97-98.

［2］HERINGTON J, MCCRADDEN M D, CREEL K, et al. Ethical considerations for artificial intelligence in medical imaging：Data collection, development, and evaluation［J］. J Nucl Med, 2023, 64（12）：1848-1854.

［3］SHIMIZU H, NAKAYAMA K I. Artificial intelligence in oncology［J］. Cancer Sci, 2020, 111（5）：1452-1460.

［4］王迪芬, 刘颋. 人工智能促进医疗大数据助力人民健康保障：危重症实时预警是人工智能应用于临床医学的先锋［J］. 中华危重病急救医学, 2020, 32（10）：1155-1159.

［5］WANG D F, LIU D. Artificial intelligence provides promotion of big data in medical work and contribution to people's health as soon as possible：Real-time warning of critical illness is the pioneer of artificial intelligence in clinical medicine［J］. Chin Crit Care Med, 2020, 32（10）：1155-1159.

［6］刘晓凡, 孙翔宇, 朱迅. 人工智能在新药研发中的应用现状与挑战［J］. 药学进展, 2021, 45（7）.

［7］YANG G, YE Q H, XIA J. Unbox the black-box for the medical explainable AI via multi-modal and multi-centre data fusion：A mini-review, two showcases and beyond［J］. Inf Fusion, 2022, 77：29-52.

中国生物医药出海趋势与风险分析

何渊源　郭丽娜

［综合开发研究院（中国·深圳）］

摘要： 随着我国医保政策的调整、生物医药产业的快速发展，以及国际医药市场的扩张，越来越多的企业开始向国际市场进军。我国药企主要采用了"借船出海""联手出海""自主出海"三种模式。同时，我们也面临着注册规则、监管差异、贸易保护主义等挑战。未来关键需要加强自身创新能力，积极开拓"一带一路"等新兴市场。

关键词： 生物医药；医疗器械；国际竞争

一、中国生物医药企业出海的背景

（一）海外具有广阔的医药市场

1. 生物医药市场规模

2018—2022年，全球医药行业的市场规模从1.3万亿美元增加到1.5万亿美元，实现了3.9%的年均复合增长率。展望未来，随着新药不断推出、药物专利悬崖以及生物类似药的广泛应用，全球医药市场有望在多重因素的推动下继续增长。特别是考虑到新冠疫情对管理成本的影响，预计发达市场的支付方将面临预算压力，可能会采取措施来控制药品支出的增长。尽管如此，预计到2027年，全球医药市场的规模将增长至大约2.0万亿美元，年均复合增长率达到5.8%（见图3.12）。

2. 医疗器械市场规模

全球医疗器械行业正经历着稳定的增长，尤其是在美国和欧洲市场，这两个地区在全球医疗器械市场中占据主导地位。然而，亚太地区和一些发展中国家的医疗器械市场也显示出巨大的发展潜力。中国的医疗器械市场正在迅速扩张，而向海外市场发展已成为提升企业竞争力的关键策略。在面对海外市场对高质量产品的需求时，中国的医疗器械企业需要不断提升自身的技术水平。同时，英国、法国、德国等国家在医疗器械产业方面拥有显著的优势，这些优势与中国形成了互补关系。此外，拉丁美洲和东南亚市场也为中国企业提供了合作的机会。通过利用"一带一路"倡议和区域全面经济伙伴关系协定（RCEP）等国际合作框架，中国企业可以进一步扩大其在海外市场的影响力，推动自身的国际化进程。

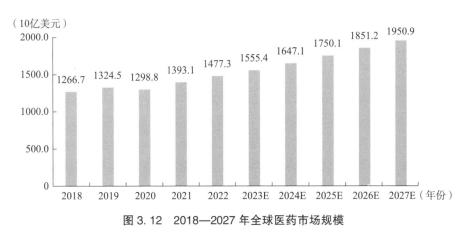

图 3.12　2018—2027 年全球医药市场规模

资料来源：头豹研究院.2024年中国生物医药创新药的国际化征途：全球医药市场将达两万亿美元，中国生物医药创新药如何分得一杯羹？[R]. 2024.

根据 Percedence Research 的数据，2022 年全球医疗器械市场的规模大约为 5700 亿美元，2023 年将超过 6000 亿美元。到 2030 年，全球医疗器械市场的规模预计达到 8848 亿美元，年均复合增长率为 5.8%。Frost & Sullivan 的数据显示，2022 年中国医疗器械市场的规模达到 9573 亿元人民币（约合 1330 亿美元），占全球市场的 23.3%。尽管中国市场在全球医疗器械市场中占有一席之地，但欧美等发达国家的市场在全球医疗器械市场中仍占据重要比重。

（二）海外创新药定价更有竞争力

以美国为海外市场的代表，我们可以对中美两国的医疗支付体系进行对比分析。2021年，美国的全国卫生费用达到了42551.27亿美元，占其国内生产总值（GDP）的18.30%，而同期中国的卫生总费用为76844.99亿元，仅占GDP的6.72%。在人均卫生费用方面，2021年中国的人均卫生费为5439.97元，折合754.30美元，相比之下，美国的人均卫生费用高达12914美元，是中国的17.12倍。以抗肿瘤药物为例，同一药物在中国和美国的价格存在显著差异。例如，Nivolumab在美国的年治疗费用为19.2万美元，而在中国的年治疗费用仅为7.6万美元，不足美国的一半（见图3.13）。此外，通过分析百济神州的泽布替尼在中国和美国市场的销售额变化，我们可以看到，从2022年起，百济神州的泽布替尼在美国市场的销售额显著超过中国市场。具体来说，美国市场的销售额达到了3.9亿美元，而中国市场的销售额为1.5亿美元。这种对比不仅揭示了两国在医疗支付体系上的差异，也反映了中国企业在海外市场，尤其是美国市场的竞争力和市场潜力。随着中国医药企业的国际化发展，如何适应并利用不同国家的医疗支付体系，将是其获得全球竞争力的关键因素之一。

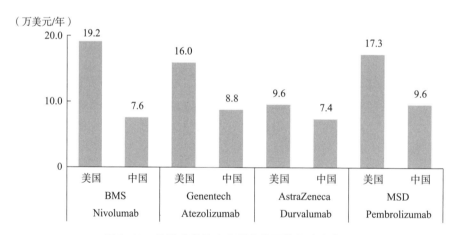

图3.13　抗肿瘤药物在中国和美国的年治疗费用

资料来源：中航证券有限公司. 创新药系列深度报告（六）——创新出海，扬帆起航［EB/OL］. 东方财富网，2024.

（三）中国医药研发能力不断提升

从创新药获批上市的数量来看，从2017年起，中国创新药审评审批速度大幅提升，2023 年中国共批准上市 I 类创新药 40 个，其中包括化学药 19 个、生物用品 16 个、中药 5 个，与在美国获 FDA 批准上市创新药的数量差距进一步缩小。与此同时，在中国获批上市的创新药中，本土药企研发的创新药占比逐渐提升，说明国内药企的创新研发能力进一步增强。

随着国内创新药企业研发实力的持续增强，进军国际市场已成为检验和增强企业研发实力、审视产品战略布局、提高企业收益和市场价值的重要途径。从 2017—2022 年中国医药行业的交易趋势来看，2022 年，中国的医药交易数量达到 233 件，这一数字显示出显著的增长，刷新了过去五年的纪录（见图 3.14）。

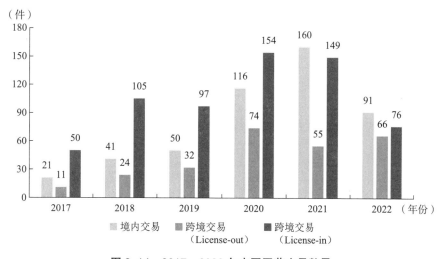

图 3.14　2017—2022 年中国医药交易数量

资料来源：中航证券有限公司. 创新药系列深度报告（六）——创新出海，扬帆起航[EB/OL]. 东方财富,2024.

（四）中国医疗保障政策调整压缩空间

近年来，中国政府围绕药品及器械的定价、采购、支付等关键环节进行了一系列大刀阔斧、精准科学的综合改革，组织国家药品集中带量采购，医保药品目录调整，统筹推进支付方式改革，持续优化医疗保障，促进"健康中国"战略的实施。2003 年以来，中国基本医保基金收入均大于支出，当年收支和累计结余均保持稳定增长，截至 2023 年 11 月底，基本医保基金结余大于4.7万亿元，中国基本医保基金持续贯彻"量入为出"的大方针，基金运行整体保持稳健，为医疗机构的运营提供了稳定保障，促进医疗行业稳步发展。

2019—2023年，中国谈判药品的支付标准平均降幅分别为60.7%、50.6%、61.7%、60.1%和61.7%。初步估算，2023年协议期内谈判药惠及群众购药超2.1亿人次，叠加降价和医保报销，为患者减负超2000亿元，使患者能以更低廉的价格获得质量更优的药品（见图3.15）。

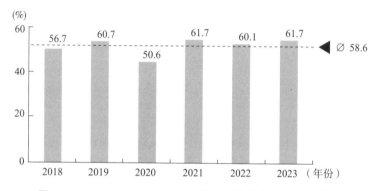

图3.15　2018—2023年我国谈判药品的支付标准平均降幅

资料来源：弗若斯特沙利文，头豹研究院.2024年中国医疗大健康产业发展白皮书［R］.2024.

二、海外生物医药市场分析

（一）美国

2022年，美国医药市场以6003亿美元的规模位居世界首位，占据全球医药市场总规模的40.6%。该市场以生物药等创新药品为主导，不仅这些创新药品在上市产品中占据重要比例，其在研产品数量也约占全球的60.0%。美国创新药领域的销售额在2021年就超过了全球一半，且在美国本土医药市场的占比超过了70%。2018—2022年，美国的医药市场规模从4908亿美元增长到了6003亿美元，年均复合增长率达到5.2%。展望未来，随着生物药新品种的推广和品牌药品的定价策略，市场有望继续增长。尽管新冠疫情对市场有所影响，但即便部分专利药品到期，仿制药的上市可能会对价格产生压力，整体市场规模预计仍将持续扩大。预计到

2027 年，美国医药市场的规模将增长至 7499 亿美元，2023—2027 年，年均复合增长率预计为 4.7%。

（二）欧洲五国

2022 年，欧洲五大国家的医药市场总值达到了 1861 亿美元，占全球医药市场的 12.6%，成为欧洲医药市场的核心。2018—2022 年，这五个国家的医药市场规模从 1597 亿美元增长到 1861 亿美元，年均复合增长率为 3.9%。欧洲的生物医药行业非常发达，特别是在英国伦敦和德国莱茵河上游地区，形成了生物医药产业集群。这里汇集了罗氏、诺华、赛诺菲、葛兰素史克、阿斯利康、拜耳等全球知名的制药企业，它们在单克隆抗体药物、疫苗、血液制品、重组蛋白药物和基因治疗等领域处于全球领先地位。得益于欧洲庞大的人口和较高的消费水平，生物药市场得到了显著的发展。随着生物医药产业的发展，为了缩短药品的研发周期，大型制药企业开始将技术密集型的研发工作外包给具有研究实力的小型公司，这使得医药外包研发（CRO）的趋势日益显著。中国、印度和东欧等地成了欧洲制药外包的主要地区，而欧洲的顶级生物药企业则专注于创新药的研究和开发，占据了价值链的高端环节。

展望未来，由于人口老龄化、需求增长以及对生物医药研发和生产的持续投入，预计到 2027 年，欧洲五大国家的医药市场规模将增长到 2275 亿美元，2023—2027 年，年均复合增长率预计将稳定在 3.88%。

（三）东南亚

东南亚经济在过去 20 年里实现了显著增长，年均 GDP 增长率达到 7.1%。尽管新冠疫情对经济造成了短期影响，但该地区的 GDP 正在逐步恢复。这一经济进步促进了中产阶级的增加，预计到 2022 年，印度尼西亚、马来西亚、泰国和越南的中产阶级人数将达到 5000 万，他们的可支配收入将达到 3000 亿美元。同时，随着人口老龄化的加剧，非传染性疾病的负担也在上升，为医药行业的发展带来了新的机遇。东南亚医药市场在 2022 年的规模为 429 亿美元，占全球医药市场的 2.9%，是全球增长最快的新兴市场之一。2018—2022 年，其市场规模从 371 亿美元增长至 429 亿美元，年均复合增长率为 3.7%。尽管东南亚市场具有多元化的特点，各国在人口结构、经济发展水平和药品监管方面存在差异，但这些因素也为市场提供了多样化的发展机会。

三、中国生物医药企业出海发展历程及现状

（一）出海历程

1. 原料药出海历程

在20世纪90年代之前，欧洲和美国凭借其领先的技术和大规模生产能力，在全球原料药生产领域占据主导地位。但随着环保要求的提高和生产成本的上升，这些地区的原料药产能在90年代开始减少。与此同时，发展中国家利用其低人力成本优势，以及在原料药研发和工艺技术上的持续提升，逐渐成为原料药生产的新兴力量。

中国在21世纪初加入WTO后，其化学原料药在国际市场上迅速占据重要份额。目前，中国的大宗原料药产能转移已基本完成，特色原料药，尤其是仿制药正处于快速增长阶段，市场前景广阔。中国在维生素C、头孢类抗生素和甾体类药物等大宗原料药的生产上长期处于国际领先地位，同时，在心血管、神经类和抗病毒类等特色原料药领域的竞争力也在不断增强。

2. 仿制药出海历程

20世纪80年代以来，外资药企利用"市场技术"策略在中国迅速扩张。随着中国经济的快速发展和医疗卫生支出的增加，国内仿制药产业经历了一个快速但质量参差不齐的增长期。尽管在本土市场取得了成功，但中国药企的国际化步伐相对缓慢。

进入21世纪，国际药品专利的集中到期为仿制药市场带来了发展机遇。中国药企加快了国际认证和制剂出口的步伐，丙酸氯倍他索等药物的出口标志着中国仿制药"出海"的开始。

2000—2015年，中国药品出口以原料药为主，仿制药制剂出口尚处于起步阶段。尽管出口以低端产品为主，但一些头部药企开始探索海外市场。2005年，美罗药业通过澳大利亚TGA认证，2007年开始向澳大利亚

出口甲双胍片剂，实现了中国处方药出口"零的突破"。同年，国家药监局发布《药品注册管理办法》，首次明确"仿制药"概念。华海药业的奈韦拉平成为首个通过 FDA 认证的中国制剂品种，为中国药企拓展海外市场做了坚实的背书。

2011 年左右，中国药品出口的 80% 是附加值较低的原料药和医用辅料，西药制剂出口比重仅为 3.6%。由于亚洲和非洲市场的医药法规相对宽松，这些地区成为中国制剂开拓国际市场的首选地。药品出口主要集中在非洲、巴西、东盟和印度等发展中国家市场，而对发达国家市场的出口仍以 OEM 为主，自有品牌产品销往欧美国家的较少。

2015—2022 年，随着中国在生产技术、工艺水平、质量管理等方面的提升，高质量仿制药和改良剂型出口的比例不断提高，中国仿制药的出口也开始向欧美等规范市场拓展。2021 年，欧洲市场成为中国仿制药出口的第一大市场。丹麦、法国、意大利、英国、波兰、荷兰、德国和比利时成为中国仿制药的主要出口国。同时，新兴市场作为全球药品增长的主要动力，也成为中国药企希望重点开拓的地区。韩国、巴西、印度等已成为中国仿制药出海的主要新兴国家。随着居民保健意识的增强和医疗保障体制的完善，菲律宾、马来西亚和泰国等东南亚国家也逐渐成为中国仿制药的重点出口市场。

3. 创新药出海历程

近年来，随着创新能力的不断提升，中国本土医药企业在创新药领域取得了显著成果。这些企业不仅在国内积极开展临床试验和上市注册，还通过国际多中心临床研究等方式，积极拓展国际市场，逐步获得国际认可。

2019 年，百济神州的百悦泽（泽布替尼胶囊）成为中国首款自主研发并在 FDA 获批上市的抗癌新药，实现了中国原研新药"出海"零的突破。同年，石药集团的玄宁（马来酸左旋氨氯地平片）也获得了美国 FDA 的完全批准。2021 年，西达基奥仑赛作为中国首款自主研发的 CAR-T 细胞疗法药物，在 FDA 获批上市，再次证明了中国创新药的实力。

在 License-out 方面，中国药企也取得了显著进展。2021 年，License-

out 项目数量达到 31 个，2022 年上半年达到 25 个。2022 年，康方生物以
50 亿美元的价格海外授权 PD-1/VEGF 双特异性抗体，创下了中国药企单
品种海外授权交易的最高纪录。同年 2 月，传奇生物和强生子公司杨森生
物共同研发的西达基奥仑赛获得 FDA 批准上市，成为中国创新药 "出海"
的又一成功案例。

2023 年，亿帆医药的生物创新药 Ryzneuta 在美国获批上市，这是中国
制药企业首次通过自有团队向 FDA 递交 BLA 并成功获批，标志着本土企
业在海外市场拓展方面迈出了重要一步。

4. 医疗器械出海历程

根据海关总署的统计，2023 年中国医疗器械出口额达到了 184.18 亿
美元，这一增长可以追溯到三个主要的发展阶段。

初期阶段（1995—2008 年）：中国医疗器械出口开始形成规模，并在
2001 年加入 WTO 后显著加速，年均复合增长率达到 26.8%，出口额从 2
亿美元增长至 45 亿美元。这一时期的出口以高性价比、技术含量较低的低
端产品为主。

调整阶段（2009—2019 年）：全球经济危机后，海外需求增长放缓，
加之低端产品面临国内外竞争和成本上升的双重压力，出口增速减缓至年
均 10.8%。尽管如此，这一时期技术壁垒较高的设备和耗材产品出口比例
也有所增加。

成熟阶段（2020—2023 年）：国际经济逐步复苏和新冠疫情为国产医
疗器械出口带来了新的机遇。企业通过技术创新加快市场拓展和品牌建
设。新冠疫情期间，中国成为全球医疗产品的主要供应国，2021 年出口额
突破 200 亿美元。新冠疫情控制后，尽管出口额有所下降，但企业继续推
动业务和中高端产品的国际输出，2022—2023 年出口额逐渐回归正常
水平。

（二）出海模式

1. "借船出海" 模式

"借船出海" 模式允许中国药企通过 License-out 等手段，将其产品的
海外或全球权益转让给海外企业，后者将负责产品的后续研发、上市、生

产和销售。这种模式以其灵活性和较低的资源投入要求，特别适合那些资源有限且缺乏国际化经验的企业，有助于它们快速进入国际市场。然而，这也意味着企业将放弃在海外市场的主导权，只能获得有限的收益。尽管License-out是中国药企出海的主要模式，但随着国际竞争的加剧和对话语权的重视，该模式的占比将逐渐减少。

2016—2022年，中国药企的License-out交易金额累计超过400亿美元。这些交易主要集中在抗体药物领域，尤其是肿瘤和罕见病治疗，其中抗肿瘤新药的占比高达80%。2022年，有3项交易的总金额超过10亿美元，尽管较2021年有所下降，但康方生物以50亿美元的PD-1/VEGF双特异性抗体License-out交易刷新了中国制药企业单品种海外授权交易的最高纪录。君实生物凭借其核心技术平台，在License-out方面积极拓展对外合作，其研发实力已通过多项海外授权得到验证，2023年10月29日，其研发的特瑞普利单抗获得FDA批准上市，成为首个获得FDA批准的由中国自主研发和生产的创新生物药。

2. "联手出海"模式

"联手出海"模式是中国药企与海外同行合作开发产品、共担成本与收益的一种策略，它通过股权授权或销售渠道合作等方式，与海外成熟企业建立伙伴关系，实现产品的海外推广。这种模式有助于突破政策壁垒，与海外具有商业化能力和临床经验的企业合作，共同应对国际市场的挑战。然而，它也存在一定的局限性，如中国药企无法直接控制海外市场策略和销售结果，收益可能受限于合作伙伴，且需要面对跨文化沟通和跨境管理的挑战。尽管目前这种模式的占比不高，但随着企业对自建临床价值的认识加深，预计未来将有更多企业采用此模式进行研发布局。

复星医药是我国较早开始通过联手出海模式进行国际化布局的医药企业之一。通过获得欧美、日本等海外地区的GMP认证，复星医药在原料药领域实施了国际化战略，截至2018年已完成13种原料药的国际认证。此外，复星医药的国际化战略已扩展至制剂出口领域。早在2000年，复星医药就开始探索与跨国企业的合作，不仅实现了产品的"走出去"，还将海外的先进技术、品牌和成熟渠道引入国内。例如，复星医药收购了美国汉达药业10%的股权,并与其签署了合作开发针对欧美市场的挑战专利仿制药协议。汉达药业在缓控制剂技术和专利挑战仿制药开发方面具有领先优势,复星医药通过为其代工成功打入欧美规范市场。在医疗器械领域,复星医药也采取了类似的合作模式,如通过参股韩国SD Biosensor公司提升快速诊断技术平台,并获得了其在国内的独家代理权。此外,复星医药与手术机器人领域的领导者达芬奇合资成立了直观复星,双方在手术机器人的开发、生产和销售等方面进行了深入合作。

3. "自主出海"模式

"自主出海"模式是中国药企独立在海外开展临床试验、申报上市,并在获批后自行销售的一种模式。这种模式赋予了企业自主决策和战略规划的能力,有助于在全球创新药领域进行深入布局。通过掌控海外市场的研发和商业化全过程,企业不仅可以独享商业利益,还能为国内其他药企提供上市和商业化的经验支持。然而,这种模式对企业的资源投入和国际化能力要求极高,风险和难度也相对较大。企业需要具备强大的技术创新能力和研发实力,以及相应的技术能力和资源支持。此外,与地方政府的沟通和企业的战略管理也是挑战。目前,只有资金雄厚且具有丰富海外经验的大型药企才会逐步尝试这种模式。

百济神州是我国创新药"自主出海"的领军企业,通过自主研发和商务拓展,建立了多元化的技术平台和丰富的产品管线。在血液肿瘤领域,百济神州通过泽布替尼等差异化项目逐步在全球市场确立了领导地位。泽布替尼作为同类最佳的BTK抑制剂,已在全球范围内获批多项适应证,特别是在CLL适应证上的成功获批,正在全球范围内实现产品价值。在实体瘤领域,百济神州也构建了丰富的管线组合。目前,百济神州拥有23个处于临床阶段的项目和超过60个临床前项目,同时,有17款产品正在全球范围内进行商业化推广。

四、中国生物医药企业出海挑战

(一) 海外发达国家新药注册合规性

"出海"代表着参与全球市场的竞争,其中技术壁垒是企业竞争的关键。药物试验和临床数据需通过如 FDA 等权威机构的严格审查。在创新药物的审批过程中，FDA 通常基于以下理由拒绝批准：生产设施存在缺陷、临床效益不明确、患者数据单一、安全性问题等。例如，2021 年 12 月，万春药业的普那布林因注册试验结果不足以证明其效益，遭 FDA 拒绝，并要求进行更多对照试验以提供充分证据。信达生物的信迪利单抗、和黄医药的索凡替尼也因临床数据不足而未获得 FDA 批准。这些案例表明，中国创新药物的国际化道路需要提升临床数据的质量，并与国际标准全面对接，通过全球多中心临床试验，提供多样化的患者样本和数据，以增加 FDA 的认可。

（二）各地区医疗器械监管差异性

在医疗器械领域，国际市场的监管要求差异显著，尤其是美国和欧洲市场的标准更为严格。美国 FDA 对药品和医疗器械的审查非常严格，其中，Ⅱ类医疗器械需通过 510（K）认证，而Ⅲ类医疗器械需经过 PMA 认证，这要求企业提供严格的临床试验数据和生产标准。FDA 在审查过程中会重点考虑器械的临床试验结果、生产过程、风险与好处评估，以及安全性和有效性的证据。欧盟医疗器械的 CE 认证过去受 MDD（医疗器械指令）监管，但随着 MDR（医疗器械监管法规）的实施，大量医疗器械需要在新规则下重新认证，导致企业的产品获批进度受阻。预计欧盟市场也将进入一个高壁垒、严监管的阶段。与此同时，一些小型国家和发展中国家为了简化审批流程与降低成本，对已经获得 FDA 或 CE 认证的产品提供了便利的上市途径，这在中国医疗器械出口企业中尤为常见。综上所述，对于中国医疗器械企业而言，获得美国 FDA 和欧盟 CE 认证是进入国际市场的关键。企业需要强化品牌影响力和市场竞争力，以适应国际市场的高标准。

（三）企业需要适应出海地的规则

中国生物医药企业在出海时常见的模式包括"借船出海"和"造船出海"。前者是将临床开发和后期的商业权益全部许可给合作伙伴，降低了研发风险和成本，但也存在失去部分知识产权和商业化运营权的风险。后者则需要企业独自掌控海外市场的研发和商业化运营全流程，承担巨大的研发成本和时间成本。中国药企在海外市场的品牌知名度相对较低,需要通过有效的市场营销策略提升品牌影响力和认知度,不同地区的文化差异大,企业需要考虑如何调整营销策略以适应不同文化背景的市场需求。在不同市场,产品定价需要考虑当地医保政策、市场竞争状况和消费者支付能力等因素。

(四) 国际贸易保护主义带来的阻碍

全球医药产业链正在经历快速的调整和重构,受贸易保护主义和地缘政治冲突的影响,欧美市场对中国医药产品的态度变得更加保守。美国通过提高关税等措施来支持本土医药产业,为本土企业创造成长空间,并在产业成熟后逐渐减少对外国竞争者的依赖。过去几年,CXO 行业作为创新药物研发的全球分工模式,得益于研发投入的增加和外包渗透率的提高,实现了显著增长。然而,美国通过《生物安全法》等议案给这一全球化产业带来了地缘政治的不确定性。从中期来看,中国以海外市场为主的 CXO企业可能面临美国客户订单减少的挑战,需要积极寻找新的订单以填补缺口。目前,中国 CXO 领域的领军企业,如药明生物和康龙化成,已经开始调整其在美国市场的策略。

五、对中国药企出海的总结与未来判断

(一) 中国生物医药出海进入了 3.0 版本

中国医药产业的国际化进程已经实现了从 1.0 版本到 3.0 版本的跨越式发展。具体来说,中国医药产品的出口已经从最初的中间体和原料药,转变为具有特色的原料药和高端仿制药,且进一步发展到创新药物的国际推广,这标志着产品结构的不断优化和技术含量的显著提升。在出海策略上,中国医药企业已经从简单的进出口贸易,发展到全面参与国际医药产业的分工与合作。这包括在新药注册、全球性研发、多中心临床试验、海外并购、本土化生产以及商业化布局等多个层面的深入参与。至于市场开拓,中国医药产品已经成功进入全球 200 多个国家和地区的市场。中国药企不仅在欧美日等发达国家市场占有一席之地,在"一带一路"沿线的新兴市场也进行了战略布局,展现了中国医药产业的全球竞争力和市场影响力。

（二）关注"一带一路"等新兴市场机遇

全球医疗开支持续上升，部分原因是人口老龄化带来的慢性和非传染性疾病的负担日益加重。这一趋势在全球医药市场中表现得尤为明显，存在大量未被满足的市场需求，为中国医药企业提供了巨大的发展机遇。根据艾昆纬的数据分析，预计到 2028 年，全球药品支出将激增至 2.3 万亿美元，年增长率预计在 5%~8%。特别是中国、印度以及亚太地区，药品使用量的增长速度最快，预计年均复合增长率将超过 3%。相比之下，北美、西欧和日本等高收入地区的药品使用量增长相对缓慢。在新兴市场，尤其是"一带一路"沿线国家和地区，由于人口众多，市场潜力巨大，加之当地制药工业尚未成熟，为医疗健康领域的国际合作提供了广阔的空间。中国已经与 13 个"一带一路"合作伙伴国家以及东盟、非洲、拉美、中亚和阿拉伯等 6 个关键地区建立了紧密的合作关系，共同推动互联互通和多领域合作。

（三）加强自身新药研发和创新能力建设

面对当前的全球医药市场环境，国内制药企业需要重新审视自身的核心竞争力，并制定明确的发展战略。企业应将资源集中在其核心业务和具有竞争优势的市场上，以实现更高效的资源配置和市场定位。在新药研发方面，国内药企应确立高标准，以国际最高水平为目标，确保新药在疗效和安全性上都能达到更高的标准。这不仅有助于药品在全球范围内获得快速审批，还能提升企业的国际声誉。这些高品质且价格合理的创新药物，不仅能够满足国内患者的需求，也有望为新兴市场国家的患者带来福音。另外，要加大对知识产权的重视，它对于保护企业的市场地位、防止侵权行为具有至关重要的作用。企业应建立专门的知识产权部门，负责在全球主要市场和目标国家进行专利申请和商标注册，构建一个全面的知识产权保护体系。此外，企业应采取"先行"战略，在产品研发初期就开始进行专利布局，涵盖核心技术、改进方案和应用场景，以提前确立市场优势。同时，积极参与国际专利合作机制，如国际专利合作条约（PCT），以提高国际专利申请的效率和保护范围，确保企业在全球市场的竞争力。

参 考 文 献

[1]弗若斯特沙利文，头豹研究院.2024年中国医疗大健康产业发展白皮书［R］.2024.

[2]头豹研究院.2024年中国生物医药创新药的国际化征途：全球医药市场将达两万亿美元，中国生物医药创新药如何分得一杯羹？［R］.2024.

[3]中航证券有限公司.创新药系列深度报告（六）：创新出海，扬帆起航［EB/OL］.东方财务，2024.

[4]头豹研究院.2023年中国药企出海行业短报告：借船出海进程提速，中国制药"因地制宜"破困境［R］.2023.

[5]头豹研究院.2023年中国仿制药与创新药拓展海外市场研究分析［R］.2023.

[6]头豹研究院.2023年中国药企出海的机遇和挑战市场研究报告：上［R］.2023.

[7]头豹研究院.2023年中国药企出海的机遇和挑战市场研究报告：下［R］.2023.

[8]头豹研究院.2024年中国医疗器械出海之路：带量采购风暴后中国医疗器械价格狂降66.1%，出海能否为医疗器械企业找到新的增长点？［R］.2023.

[9]国金证券.医疗器械出海专题：蓄势待发，曙光初现［R］.2024.

Part 4 | 区域研究

健康经济是获取未来科技、经济竞争优势的重要领域，世界主要发达国家和新兴经济体纷纷从战略层面强力推动健康经济发展，国内诸多省市也竞相开展生命健康产业战略布局，努力抢占健康经济发展先机。

- 上海市以养老顾问服务为桥梁，促进养老服务资源和老年人需求的有效对接，上海市推进养老顾问服务的措施政策、运行机制，为其他城市开展养老顾问服务提供了经验借鉴。

- 在澳门特别行政区政府的积极推动下，大健康产业发展迅速，成为澳门重要的经济增长极，未来将进一步提升研发及成果转化水平，构建良好的产业管理模式，融入大湾区和深合区的建设，为澳门特别行政区的可持续发展作出更大贡献。

- 针对深圳细胞与基因治疗产业与上海、北京等先进城市的差距，建议深圳加强临床试验机构建设，补齐医疗服务短板，建设专业园区，引进培育 CDMO 企业，争取国家授权临床转化收费与产品审批绿色通道，全面推动细胞与基因治疗产业发展。

- 河套深港科技创新合作区承载着加快布局生命健康产业新赛道、补齐生物经济的公共服务短板、探索对接国际规则与政策突破等重大任务，未来工作重点应聚焦全面深化体制机制改革、开展核心关键技术攻关、培育高价值产业新赛道、协同打造"创新引擎"等方面。

上海市养老顾问服务业发展观察

李亦楠

（深圳大学经济学院，深圳大学人口研究所）

摘要：我国养老服务体系经过不断发展与完善，现已初步形成居家养老服务、社区养老服务、机构养老服务三者协调发展局面，但在增强可及性方面仍存在亟待解决的问题。当前，我国养老服务"信息不对称"现象突出，既表现为老年人及其家庭对相关养老政策与养老服务资源不了解，也表现为养老服务资源无法精准对接至有需求的老年人。上海市创新推出养老顾问服务，旨在以养老顾问服务为桥梁，促进养老服务资源和老年人需求的有效对接。通过对上海市关于养老顾问服务的政策梳理、养老顾问运行机制的分析，把握养老顾问服务业发展趋势，为全国其他城市提供养老顾问服务经验借鉴。

关键词：养老顾问；养老服务；服务质量

一、引言

党和国家高度重视老龄事业与养老服务体系的发展，通过促进社会保障高质量发展并实施积极应对人口老龄化国家战略，初步形成居家、社区和机构协调发展的养老服务格局。目前，我国养老服务"信息不对称"现象突出，既表现为老年人及其家庭对相关养老政策与养老服务资源不了解，继而影响老年人需求的及时满足；也表现为服务供给无法精准对接至有需求的老年人，从而影响养老服务的供给效率。根据第七次全国人口普查结果，我国60岁及以上人口达到2.6亿，占总人口的18.7%；其中，65

岁及以上老年人口达到 1.9 亿，占总人口的 13.5%①。国务院印发的《国家人口发展规划》显示，60 岁及以上老年人口到 2030 年占比将达到 25%左右②，其中，80 岁及以上高龄老年人口增长幅度更加明显，老年人口比重持续攀升。党的二十大报告提出"中国式现代化是人口规模巨大的现代化"，表明我国人口发展进入了深度转型期。如何保证养老服务资源供给、提升养老服务精细化程度，不仅关系着各个家庭生活的幸福美满，更关乎着整个社会的和谐稳定发展。上海市作为全国老龄化程度最高的城市，一直以来致力于养老服务的创新发展，以满足老年人日益增长的个性化多元服务需求。2018 年，上海市推出养老顾问服务。养老顾问服务是利用各类养老服务资源，如养老服务设施、老年服务中心、养老机构和养老服务人员等，为老年人提供养老服务政策宣传、资源链接、信息传递的一项便民服务工作。其旨在以养老顾问服务为桥梁，促进养老服务资源和老年人需求的有效对接，从而解决"养老服务最后一公里"的问题。

二、国内外养老顾问服务发展现状

（一）国内典型城市养老顾问服务的实践发展

近年来，围绕"建设以居家为基础、社区为依托、机构为补充的多层次养老服务体系"这一发展思路，国务院及其部委和直属机构、地方各级政府多措并举、统筹协调，从诸多方面出台了推动社会养老服务发展的有效政策，促使相当规模的资源投入居家养老服务、社区养老服务和机构养老服务的建设之中。然而，社会养老服务的内容、质量和结构仍与老年人及其家庭需求存在较大差距，供需矛盾突出是制约社会养老服务体系进一步完善的主要困境之一。为促使有限的养老服务资源最大化地满足老年人的养老服务需求，国内近年来逐步开展养老顾问试点工作。养老顾问在政策宣传、信息指导、资源链接等方面发挥功能，为破解养老服务供需困境

---

① 国家统计局 . 第七次全国人口普查公报：第五号［EB/OL］. 中国政府网：http：//www. gov. cn/xinwen/2021-05/11/co ntent_5605787. html.

② 国务院 . 国家人口发展规划（2016—2030 年）［EB/OL］. 中国政府网：http：//www. gov. cn/zhengce/content/2017-01/25/content_5163309. html.

摸索可行办法、创新工作机制和总结有益经验。目前，国内仅有少数几个城市以试点形式推行养老顾问服务，上海市是最先推出养老顾问服务且经验最丰富的城市。上海市养老顾问服务由专职或兼职的养老顾问员提供，养老顾问员队伍中少部分为专职养老顾问员和志愿者，大部分是兼职养老顾问员，兼职顾问员都拥有本职工作，其本职工作一般是社区老龄干部、社会工作者等。养老顾问员的工作内容主要是为市民尤其是老年人讲解相关养老政策、链接所需养老资源、量身打造养老服务清单等，养老顾问员可以通过线上和线下等多种方式为老年人提供养老顾问服务，其在线下为老年人提供服务的场所称为"养老顾问点"。养老顾问点分为三类，分别是街镇养老顾问点、居村养老顾问点以及专业机构养老顾问点。上海市养老顾问服务已形成"线下""智能""空中"多位一体的服务格局。线下养老顾问一般指具体的养老顾问工作人员，于固定的工作时间内在各社区、街道养老顾问点开展养老顾问服务工作，来访老人抵达顾问点之后，将由养老顾问员接待，双方面对面进行交流，以解决来访老人的各种养老问题。智能养老顾问一方面依托于上海市养老服务平台，运用大数据和智能化推荐等技术，根据老年人个性化需求精准匹配养老服务设施、政策和养老方式；另一方面借助掌上养老顾问提供指尖上的养老服务，老年人及其家属只需要借助智能手机即可对全市3000多家养老服务机构、200多个街道顾问点以及各类养老项目、养老数据、养老资源等进行咨询了解。空中养老顾问是一档由上海市民政局和上海人民广播电台"直通990"栏目联合打造的"市民政务通——空中养老顾问"专栏节目，节目会邀请金牌养老顾问员、养老专家、老龄条线干部在节目现场通过广播对广大市民的养老问题进行答疑解惑。北京市紧随其后推行养老顾问服务，通过对来自西城区15个街道的600多名社工、老龄专干进行培训考核，保证养老顾问员持证上岗，强调发挥专业养老顾问员打破养老服务资源"信息壁垒"的作用，在推进社区养老的过程中为老年人提供更精准的个性化服务，将老年人养老过程中的困惑和需求在社区层面予以解决，进而减轻相关政府部门和养老机构的压力①。

---

① 赵志疆．"养老顾问"是社区养老的有力保障［N］．中国老年报，2019-09-19（3）．

（二）国外典型国家养老顾问服务的制度运行

福利国家在养老服务体系完善过程中率先推行养老顾问制度，养老顾问员并不直接向老年人提供护理帮助，而是作为老年人与养老服务提供方的桥梁，发挥链接作用将养老服务各方主体整合为一，如日本的护理经理、美国的个案经理等。

1. 日本的护理经理

日本议会于1997年5月通过《介护保险法案》，在2000年开始正式推行长期护理保险制度，在此制度下，新的医疗保健专业人员被称为"护理经理"，其主要任务是与其他提供者如家庭医生等角色进行协调，为老年人提供照护管理服务，并帮助老年人及其照护者做出符合其养老需求的决定[1]。具体而言，日本的护理经理负责为个人客户规划所有照护和服务，根据病人的需求评估结果和意愿偏好制订照护计划，组织照护计划中指定的照护工作，监督和评估照护过程，并在必要时对照护计划进行调整，以此在长期照护保险中扮演关键角色[2]。日本的照护管理致力于在精神健康、生理健康等方面缓解老年护理中存在的诸多问题[3]，在为家庭护理者提供心理支持、协调老年人的正式和非正式护理资源方面发挥了重要作用。护理经理作为专业人士对老年人的健康护理和居家照护起到重要作用，推动日本养老服务业发展取得较好成效[4]。在护理经理和家庭照护者的互动中，"社交谈话"可以有效减轻家庭照护者的负担，因为它满足了家庭照护者被认可和被理解的需求。

---

① 童玉林，石人炳. 日本长期护理保险中的护理管理者角色研究 [J]. 社会保障研究（北京），2016，23（1）：138-148.

② MATSUDA S, FUJINO Y, et al. Analysis of factors associated with changes in dependency level among the slightly frail elderly using the LTCI services in Japan [J]. Asian Pacific Journal of Disease Management，2009，3（2）：39-45.

③ SAYO HARADA, SATOSHI NISHIGAKI. Current status and challenges regarding collaboration between care mangers and mental health and welfare service facilities in supporting older people with mental disorders-based on analysis of cases supported by care managers [J]. 日本健康医学会杂志，2020，29（3）：280-287.

④ YASUYUKI KUSUDA. Care Manager and Moral Hazard in Long-Term Care Insurance System [EB/OL]. http：//re-search. N-fukushi. ac. jp/ps/research/usr/db/pdfs/00135-00001. pdf.

2. 美国的个案经理

美国于 1990 年成立个案管理协会和个案经理认证委员会，于 2010 年颁布《患者保护和平价医疗法案》，促使个案管理程序法律化发展，于 2016 年更新其实践标准，美国个案管理干预整个个案流程[①]。美国个案管理是一项正在老年人口中实施的卫生服务战略，目的是在成本有限的环境中最大限度地提升老年护理效果。个案管理的服务范围主要是为老年患者提供卫生、社区服务和直接护理服务，个案经理可能是护士、社会工作者、物理治疗师或其他专业人员，其主要职责为筛选、评估、护理规划、服务安排、服务监察、联系及重新评估，并与客户建立持续的个人关系等[②]。美国的个案管理不局限于养老服务范畴，其在医疗和儿童福利等领域也有涉及。

三、上海市养老顾问服务相关政策脉络

上海市为全面完善养老顾问服务制定了多项相关政策。2018 年 4 月，上海市民政局发布《关于开展社区"养老顾问"试点工作的通知》（沪民老工发〔2018〕7 号）[③]，该通知首次给出上海市养老顾问的官方定义，并提出养老顾问工作的基本目标和基本原则；另将社区养老顾问点分为街镇、居村、专业机构三类；还规定了社区养老顾问工作的基本内容且给出特色服务建议；此外，对社区"养老顾问点"和"养老顾问员"也提出了细致的工作要求及管理办法；规定了市民政局、区民政局、街道办事处和乡镇政府的具体工作分工，并附上了社区养老顾问点登记（申报、申请）表。按通知给出的时间安排，2018 年 5 月 2 日，68 家养老顾问点在上海市各社区内挂牌试点。2018 年 8 月 1 日，关于办理《上海市人民代表大会内

① Case Management Society of America. What is a case manager［EB/OL］.http：//www.cmsa.org/Home/CMSA/What is case Manager/tabid/224/Default.aspx.

② IVRY J, LITCHFIELD L C, et al. Family members as case managers：Partnership between the formal and informal support networks［J］. The Gerontologist，1988，27（6）：722-728.

③ 上海市民政局. 关于开展社区"养老顾问"试点工作的通知［EB/OL］. https：//shyl.mzj. sh. gov. cn/elderly_care_policy/policy_details? uuid＝2f83e404-76e5-4e67-94d2-dd417 78a179f&title.

务司法委员会关于市十五届人大一次会议主席团交付审议的代表议案审议结果的报告》① 情况的报告将推出社区养老顾问作为聚焦养老服务的重点，推动"五位一体"养老服务体系建设。

2019 年 3 月，上海市民政局发布关于印发《2019 年上海市养老服务工作要点分解表》的通知②，通知下发了 13 条养老服务工作任务。其中，第 7 条工作任务是关于养老顾问的，要求积极推行养老顾问服务的同时，首先发展线下养老顾问，实现街镇养老顾问点全覆盖，并培育 1000 个居（村）委养老顾问点、100 个专业养老服务机构顾问点；其次做好顾问员培训，培育金牌顾问员；同时做好"空中"养老顾问，与上海人民广播电台"直通 990"栏目合作，推出"2019 特别节目"；推出线上养老顾问、智能养老顾问。

2019 年 5 月，上海市人民政府发布《上海市深化养老服务实施方案（2019—2022 年）》（沪府规〔2019〕26 号）③，其中，第 11 条为推广养老顾问服务，要求依托各类养老服务场所和居村工作人员，建立覆盖城乡社区的养老顾问网络，为老年人及其家庭提供养老方式、政策法规、康复辅具等咨询和指导服务，2019 年，社区养老顾问点实现街镇全覆盖，2022 年实现居村全覆盖。通过养老指南、线上服务、广播电视传播等多种方式，拓展社区养老顾问工作渠道。支持有资质的社会服务机构开展养老服务咨询、代理等业务，接受无子女、残疾等特殊老年人委托，依法代为办理入住养老机构、就医等事务，探索推进养老顾问的社会化、专业化发展。

2019 年 11 月，上海市民政局关于印发《上海市社区嵌入式养老服务

---

① 上海民政局．关于办理《上海市人民代表大会内务司法委员会关于市十五届人大一次会议主席团交付审议的代表议案审议结果的报告》情况的报告［EB/OL］．https：//shyl. mzj. sh. gov. cn/elderly_care_policy/policy_details？uuid = 8b06a60c - a20e - 4b36 - 8f16 - 9e774203d516&title.

② 上海市民政局．关于印发《2019 年上海市养老服务工作要点分解表》的通知［EB/OL］．https：//shyl. mzj. sh. gov. cn/elderly_care_policy/policy_details？uuid = 9ac3ed01 - 12e0 - 4118 - af45 - 68799e8eb8ee&title.

③ 上海市人民政府．关于印发《上海市深化养老服务实施方案（2019—2022 年）》的通知［EB/OL］．https：//shyl. mzj. sh. gov. cn/elderly_care_policy/policy_details？uuid = 9af504e7 - 5745 - 43a5 - aab0 - ec2267b84de6&title.

工作指引》的通知（沪民养老发〔2019〕27号)①，其中第四部分提到服务功能时对养老顾问功能做出了具体阐述：一是基础服务，要求依托街镇顾问点、居村顾问点、专业机构顾问点，为老年人提供养老服务资源介绍、福利政策指导等现场政策咨询和资源供需对接服务；二是拓展服务，要求街镇养老顾问可制定养老服务清单，开发和推介适合不同老年人特点的"养老服务包"或养老服务项目手册，组建顾问团队定期或不定期到社区做巡回宣介。

2020年2月的《关于本市养老服务领域疫情防控的工作规范》② 将养老顾问作为养老服务领域防疫的手段之一。2020年4月，上海市老龄工作委员会办公室关于印发《2020年上海市老龄工作要点》的通知（沪老龄办发〔2020〕004号)③，在提升养老服务能级部分指出需进一步推行养老顾问服务。要求新设1500个居村养老顾问点和一批专业机构养老顾问点，做好"空中养老顾问"直播，优化智能养老顾问系统，并持续开展养老顾问员的能力提升培训。2020年6月上海市民政局发布《关于在本市实施经济困难的高龄独居老年人应急呼叫项目全覆盖的通知》 （沪民养老发〔2020〕13号)④，将养老顾问服务纳入一键通应急呼叫项目。

2020年8月，上海市民政局《关于深化本市养老顾问制度建设的实施意见》中，就进一步推广和完善养老顾问服务提出了一个总体要求与五项具体意见，指出推广养老顾问服务的目的是深化养老服务以改善老年人的生活质量。关于第一项完善养老顾问服务的意见为健全养老顾问服务网络，要求在街镇养老顾问点应设尽设的基础上，实现居村养老顾问点全面

①　上海市民政局. 关于印发《上海市社区嵌入式养老服务工作指引》的通知［EB/OL］. ht-tps：//shyl. mzj. sh. gov. cn/elderly＿care＿policy/policy＿details？ uuid = 2deafbc7 － ad8b － 4860 － b4f2 － 9c0dbf7b9c8e&titl.

②　上海市民政局. 《关于本市养老服务领域疫情防控的工作规范》［EB/OL］. https：//shyl. mzj. sh. gov. cn/elderly＿care＿policy/policy＿details？ uuid=ab8eb93e－ec9b－45cb－94d2－6c28d3298504&title.

③　上海市老龄工作委员会办公室. 关于印发《2020年上海市老龄工作要点》的通知［EB/OL］. https：//shyl. mzj. sh. gov. cn/elderly＿care＿policy/policy＿details？ uuid = ef051e80－daee－4b7f－b905－41e831bc68f9&title.

④　上海市民政局. 《关于在本市实施经济困难的高龄独居老年人应急呼叫项目全覆盖的通知》［EB/OL］. https：//shyl. mzj. sh. gov. cn/elderly＿care＿policy/policy＿details？ uuid = b16c39f7 － 209d － 44b1－a719－9d71e7aa0878&title.

覆盖并推动专业机构养老顾问点有序发展。第二项意见为规范养老顾问点管理，要求按街镇、居村、机构对养老顾问点实行分类管理并落实养老顾问点的软硬件配置要求，建立规章制度，明确工作时间，完备服务流程以做好日常服务管理。第三项意见为加强养老顾问的人力资源建设，对养老顾问员的培养提出了具体要求和培养流程，养老顾问员是养老顾问服务的核心，养老顾问人才培养是关键举措。第四项意见为推动养老顾问服务创新发展，开展"组团式"服务方法，不仅依靠个别养老顾问员的力量，更要依托养老顾问团队，群策群力为老年人解决问题，提升服务质量；开展线下、线上、空中三位一体的养老顾问服务渠道，将养老顾问服务智能化，积极引入社会力量参与养老顾问发展，形成政府主导、社会力量积极参与的格局，满足老年人差异化服务需求。第五项意见为加强养老顾问工作保障，在制度建设、信息化宣传途径等方面加强养老顾问工作保障。

2020年12月，上海市民政局发布《关于本市居家环境适老化改造扩大试点工作的通知》（沪民养老发〔2020〕31号）[1]，并于2021年7月底发布《关于全面推进本市居家环境适老化改造工作的通知》（沪民养老发〔2021〕17号）[2]、9月发布《关于全面推进康复辅具社区租赁服务试点工作的通知》（沪民残福发〔2021〕9号）[3]，三则通知将适老化改造代办申请纳入养老顾问员的工作范围。2020年12月，上海市第十五届人民代表大会常务委员会第二十八次会议通过《上海市养老服务条例》。自2021年3月20日起正式施行的《上海市养老服务条例》第四十条规定综合为老服务中心应该整合养老顾问资源，第四十四条对养老顾问人力资源补充给予建议，即积极引入社会力量参与完善养老顾问服务。2021年4月，上海市

① 上海市民政局.《关于本市居家环境适老化改造扩大试点工作的通知》［EB/OL］. https：//shyl. mzj. sh. gov. cn/elderly_care_policy/policy_details? uuid = 8f5bc969 - b22a - 45b6 - 88a5 - ed0654 691e01&title.

② 上海市民政局.《关于全面推进本市居家环境适老化改造工作的通知》［EB/OL］. https：// shyl. mzj. sh. gov. cn/elderly_care_policy/policy_details? uuid = 4f234f23 - 4eb1 - 4edc - 9afe - 7036c 01c0256&title.

③ 上海市民政局.《关于全面推进康复辅具社区租赁服务试点工作的通知》［EB/OL］. ht-tps：//shyl. mzj. sh. gov. cn/elderly_care_policy/policy_details? uuid = d0895e57 - b137 - 45fe - b4db - 15520a57a9a2&title.

卫生健康委员会发布《关于印发〈2021 年上海市老龄工作要点〉的通知》（沪老龄办发〔2021〕5 号）①，提出贯彻落实《关于全面推进上海城市数字化转型的意见》要求，积极引导互联网生活服务平台参与，打通老年人与养老顾问服务资源的匹配，为老年人提供线上、线下相融合的智能化服务。2021 年 7 月，上海市人民政府办公厅发布《关于印发〈上海市民政事业发展"十四五"规划〉的通知》（沪府办发〔2021〕16 号）②，多次对养老顾问服务的发展做出指示。首先明确了"十四五"时期上海市民政事业发展的主要任务之一为建设多层次、普惠型、高品质的社会福利服务体系，而完善养老顾问服务成为重要手段之一。其次提出需优化养老服务供给结构，完善社区嵌入式养老服务和农村互助式养老服务，每个社区都需要配备为养老顾问服务的综合为老服务中心，建设高品质、有特色的新城民政服务体系，加强养老顾问民政队伍建设。

2021 年 8 月，上海市民政局发布《关于印发〈上海市农村老年人示范睦邻点建设指引〉的通知》（沪民养老发〔2021〕18 号）③，将养老顾问作为睦邻点的个性化服务内容之一。2021 年 9 月，上海社会养老服务体系建设领导小组发布《关于印发〈上海市养老服务发展"十四五"规划〉的通知》（沪社养老领〔2021〕3 号）④，明确提出要深化养老顾问服务，推动街镇和居村养老顾问点全覆盖，推广线上远程式服务方式，支持社会机构开展专业咨询、代理代办等个性化服务，为老年人提供零距离、有温度的养老信息对接服务。2022 年 1 月，上海市民政局印发《上海市养老床位

①　上海市卫生健康委员会.关于印发《2021 年上海市老龄工作要点》的通知［EB/OL］.https：//shyl.mzj.sh.gov.cn/elderly_care_policy/policy_details？uuid＝7336f109－7811－44ea－97ca－a1e26b7066c8&title.

②　上海市人民政府办公厅.关于印发《上海市民政事业发展"十四五"规划》的通知（沪府办发〔2021〕16 号）［EB/OL］.https：//shyl.mzj.sh.gov.cn/elderly_care_policy/policy_details？uuid＝9fb4dc7d－5fcd－4d72－86f5－c58c3dd12609&title.

③　上海市民政局.关于印发《上海市农村老年人示范睦邻点建设指引》的通知［EB/OL］.https：//shyl.mzj.sh.gov.cn/elderly_care_policy/policy_details？uuid＝5d75bdcb－cdb7－47b7－bd47－2f7f0983812a&title.

④　上海市社会养老服务体系建设领导小组.关于印发《上海市养老服务发展"十四五"规划》的通知［EB/OL］.https：//shyl.mzj.sh.gov.cn/elderly_care_policy/policy_details？uuid＝0e99cbbb－b0cd－4058－9538－f42423bb7353&title.

统筹及轮候试点工作方案》①，将协助老年人就养老床位轮候事宜在养老服务平台进行信息登记、办理申请和轮候手续纳入养老顾问员的工作内容。2022年2月，上海市民政局关于印发《2021年上海市民政工作总结》②的通知，指出养老顾问增量工作得到实现，上海市的养老顾问服务网逐步完善覆盖。

2022年初，新冠疫情肆虐上海市，众多老年人被迫封控在家，生活一度陷入困境。2022年3月，上海市民政局关于印发《本市民政系统服务行业疫情防控工作规范（第三版）》③的通知，要求对于在封控社区中的独居、高龄、行动不便及患有多种慢性疾病的老年人，要发挥"老伙伴"志愿者、社区养老顾问员的作用，增加关爱频次，帮助老年人解决实际困难，关心其身体状况，纾解其焦虑恐慌情绪。2022年6月，上海市卫生健康委关于印发《2022年上海市老龄工作要点》的通知④，要求健全养老顾问服务网络，实现居村养老顾问点全覆盖，做出围绕增量增能增效目标，加强养老服务体系建设。2023年初，为落实上海市政府《关于推进本市"十四五"期间养老服务设施建设的实施意见》，完善本市社区嵌入式养老服务网络，上海市民政局发布关于印发《上海市家门口养老服务站设置指引》⑤的通知，提出要提供微顾问服务。设置在居民区层面的服务站应配置养老顾问，为老年人提供养老服务政策咨询、资源链接等服务。依托本区"为老服务一键通"等应急救援平台，在小区层面的服务站借助信息化设备提供智能养老顾

① 上海市民政局．关于印发《上海市养老床位统筹及轮候试点工作方案》的通知［EB/OL］．https：//shyl. mzj. sh. gov. cn/elderly_care_policy/policy_details？uuid＝59ba0fa0－13cf－402e－b19b－5465a3a4988b&title.

② 上海市民政局．关于印发《2021年上海市民政工作总结》的通知［EB/OL］．https：//shyl. mzj. sh. gov. cn/elderly_care_policy/policy_details？uuid＝c4175e49－400e－4b55－be21－68992907eec7&title.

③ 上海市民政局．关于印发《本市民政系统服务行业疫情防控工作规范（第三版）》的通知［EB/OL］．https：//shyl. mzj. sh. gov. cn/elderly_care_policy/policy_details？uuid＝2506baf9－d3e7－40fc－8bd2－10a9d42a4c44&title.

④ 上海市卫生健康委员会．关于印发《2022年上海市老龄工作要点》的通知［EB/OL］．https：//shyl. mzj. sh. gov. cn/elderly_care_policy/policy_details？uuid＝d1962d66－b8a9－4934－9ab3－fd47a7e73b12&title.

⑤ 上海市民政局．关于印发《上海市家门口养老服务站设置指引》的通知［EB/OL］．https：//shyl. mzj. sh. gov. cn/elderly_care_policy/policy_details？uuid＝b6adaca0－9841－45ec－b11d－51ce3ddcede7&title.

问服务。

2023 年 5 月，上海市民政局发布关于印发《上海市开展特殊困难老年人探访关爱服务的实施意见》的通知（沪民养老发〔2023〕7 号)①，要求积极发挥养老顾问作用，参与探访关爱特殊困难老年人服务，为其提供养老咨询服务。并于同年 8 月、12 月先后发布相关政策，规定养老顾问有义务为老年人代为办理康复辅具租赁业务、养老床位申请业务等（见表 4.1）。

表 4.1　上海市养老顾问服务相关政策表（按时间排序）

时间	政策/事件
2018 年 4 月	《关于开展社区"养老顾问"试点工作的通知》（沪民老工发〔2018〕7 号）
2018 年 5 月	首批 68 家"养老顾问点"开始试点
2018 年 8 月	关于办理《上海市人民代表大会内务司法委员会关于市十五届人大一次会议主席团交付审议的代表议案审议结果的报告》情况的报告（沪民老工〔2018〕11 号）
2019 年 3 月	上海市民政局关于印发《2019 年上海市养老服务工作要点分解表》的通知（沪民养老发〔2019〕2 号）
2019 年 5 月	《上海市深化养老服务实施方案（2019—2022 年)》（沪府规〔2019〕26 号）
2019 年 11 月	上海市民政局关于印发《上海市社区嵌入式养老服务工作指引》的通知（沪民养老发〔2019〕27 号）
2020 年 2 月	《关于本市养老服务领域疫情防控的工作规范》（养老疫控第 6 号）
2020 年 2 月	上海市民政局关于印发《2020 年上海养老服务工作要点》的通知（沪老龄办发〔2020〕004 号）
2020 年 6 月	《关于在本市实施经济困难的高龄独居老年人应急呼叫项目全覆盖的通知》（沪民养老发〔2020〕13 号）
2020 年 7 月	《关于推广老年人"智能相伴"服务场景有关事项的通知》（沪民养老发〔2020〕16 号）
2020 年 8 月	《上海市民政局关于深化本市养老顾问制度建设的实施意见》（沪民养老发〔2020〕22 号）
2020 年 12 月	《关于本市居家环境适老化改造扩大试点工作的通知》（沪民养老发〔2020〕31 号）

① 上海市民政局.关于印发《上海市开展特殊困难老年人探访关爱服务的实施意见》的通知〔EB/OL〕.https：//shyl.mzj.sh.gov.cn/elderly_care_policy/policy_details？uuid＝f87b5f23－125f－41a2－8073－3f4589d7f617&title.

续表

时间	政策/事件
2021 年 3 月	正式施行《上海市养老服务条例》
2021 年 4 月	关于印发《2021 年上海市老龄工作要点》的通知上海市卫生健康委员会（沪老龄办发〔2021〕5 号）
2021 年 7 月	关于印发《上海市民政事业发展"十四五"规划》的通知（沪府办发〔2021〕16 号）
2021 年 7 月	《关于全面推进本市居家环境适老化改造工作的通知》（沪民养老发〔2021〕17 号）
2021 年 8 月	关于印发《上海市农村老年人示范睦邻点建设指引》的通知（沪民养老发〔2021〕18 号）
2021 年 9 月	关于印发《上海市养老服务发展"十四五"规划》的通知（沪社养老领〔2021〕3 号）
2021 年 9 月	《关于全面推进康复辅具社区租赁服务试点工作的通知》（沪民残福发〔2021〕9 号）
2022 年 1 月	关于印发《上海市养老床位统筹及轮候试点工作方案》的通知（沪民养老发〔2022〕1 号）
2022 年 2 月	关于印发《2021 年上海市民政工作总结》的通知上海市民政局（沪民办发〔2022〕4 号）
2022 年 3 月	关于印发《本市民政系统服务行业疫情防控工作规范（第三版）》的通知（沪民办发〔2022〕7 号）
2022 年 6 月	关于印发《2022 年上海市老龄工作要点》的通知（沪老龄办发〔2022〕1 号）
2022 年 8 月	关于印发《为老服务"一键通"场景推广应用工作方案》的通知（沪民养老发〔2022〕13 号）
2023 年 1 月	关于印发《上海市家门口养老服务站设置指引》的通知（沪民养老发〔2022〕24 号）
2023 年 5 月	关于印发《上海市开展特殊困难老年人探访关爱服务的实施意见》的通知（沪民养老发〔2023〕7 号）
2023 年 7 月	《关于推进基本养老服务体系建设的实施方案》
2023 年 8 月	《关于进一步推进本市康复辅助器具社区租赁服务工作的通知》（沪民规〔2023〕7 号）
2023 年 12 月	关于印发《上海市保基本养老床位统筹及轮候管理办法（试行）》的通知（沪民规〔2023〕20 号）

资料来源：根据上海市养老服务平台有关文件制作。

从养老顾问开始实施至今，上海市政府已出台了 20 余条养老顾问服务相关政策。综观所有政策细则，上海市政府试图将养老顾问渗透进养老服务事业的各方面，并随时间推移逐步完善和修订养老顾问工作内容、要求、管理办法、相关法规与条例。一个地区养老服务业的发展情况与其老龄化水平和地区经济发展情况紧密相关。上海市作为我国经济发展水平领先的地区，老龄化程度也是最高的，为了解决老龄化带来的一系列社会问题，上海市政府始终在积极探索各种与其经济社会发展水平和人口结构相适应的养老方式，并逐步建立了一套较为完善的养老服务体系。为了提升养老服务精准化水平，上海市政府开展社区养老顾问试点工作，旨在解决养老服务供需对接的"最后一公里"问题，通过养老顾问员将养老信息及时精确地传送给老年群体。养老顾问经过 6 年的发展历程，就养老顾问咨询方的受服务数量与反馈来看，养老顾问服务在总体上是卓有成效的。养老顾问能快速、优质地发展并取得良好的社会效益与其合理规范的运行机制紧密相关，发展养老顾问既是为老年人及其家庭获取养老服务资源提供咨询、指导等服务的一项便民举措，也是社会资源优化配置的社会运行机制问题，它需要政府、各类养老顾问点、养老顾问员明确各自在这项服务中扮演的角色和所处地位，形成以政府主导，公益为先，在政府组织和推动下，依托现有设施、机构、人员，以志愿的形式兼职参与顾问点服务的良性运行和发展机制，这种机制是上海市养老顾问工作得以健康发展的制度保证。养老顾问服务由政府组织实施，其健康有序发展离不开上海市政府的主导，这主要表现在：根据上海市社会经济的发展需要及人口结构的具体情况，制定养老顾问服务的发展政策与计划，颁布实行各项有关养老顾问的法规、条例、规章和考核评估指标，统筹安排政府、养老顾问点和养老顾问员在养老顾问事业中的权利义务关系。

参 考 文 献

[1]张继元. 养老顾问制度的功能与潜能[J]. 中国社会保障，2019(12)：64-65.

[2]朱勤皓. 社区"养老顾问"：养老服务"做到家"[J]. 中国民政，2019(1)：38-39.

[3]郝勇. 上海养老顾问服务专业化发展的深度思考[J]. 上海老龄科学，2022

（4）：67-77.

[4]骆潇蔓，钟艺，郝勇.上海养老顾问服务的现状、问题与对策[J].科学发展，2022，165（8）：93-102.

[5]骆潇蔓，郝勇.日本看护援助专业人员对我国养老顾问制度的经验与启示[J].今日科苑，2022（12）：60-72.

[6]赵志疆."养老顾问"是社区养老的有力保障[N].中国老年报，2019-09-19（3）.

[7]童玉林，石人炳.日本长期护理保险中的护理管理者角色研究[J].社会保障研究（北京），2016，23（1）：138-148.

[8]MATSUDA S, FUJINO Y, et al. Analysis of factors associated with changes in dependency level among the slightly frail elderly using the LTCI services in Japan[J]. Asian Pacific Journal of Disease Management, 2009, 3（2）: 39-45.

[9]SAYO HARADA, SATOSHI NISHGAKI. Current status and challenges regarding collaboration between care mangers and mental health and welfare service facilities in supporting older people with mental disorders-based on analysis of cases supported by care managers[J]. 日本健康医学会杂志，2020，29（3）：280-287.

[10]YASUYUKI KUSUDA. Care manager and moral hazard in long-term care insurance System [EB/OL]. http://re-search.N-fukushi.ac.jp/ps/research/usr/db/pdfs/00135-00001.pdf.

[11]Case Management Society of America. What is a case manager[EB/OL]. http://www.cmsa.org/Home/CMSA/What is case Manager/tabid/224/Default.aspx.

[12]IVRY J, LITCHFIELD L C, et al. Family members as case managers: Partnership between the formal and informal support networks[J]. The Gerontologist, 1988, 27（6）: 722-728.

澳门特别行政区大健康产业发展观察

许冰洁

（澳门城市大学商学院）

摘要：澳门特别行政区大健康产业发展迅速，成为该地区的关键经济引擎。基于澳门特别行政区现有要素资源条件、市场需求，澳门特别行政区以中医药研发制造、健康旅游、健康管理和健康信息等领域为主要支柱，蓬勃发展。澳门特别行政区政府为大健康产业提供了良好的政策环境和支持，包括减税优惠、产业培育和创新支持等。大健康产业的发展不仅为澳门特别行政区经济注入了新的动力，也提供了更多就业机会，改善了居民的生活质量。未来，澳门特别行政区将继续致力于推动大健康产业的发展，进一步提升生物医药科研水平，建立良好的大健康产业管理模式，融入大湾区和深合区的建设，推进中医药研发及成果转化，注重大健康人才培养，为澳门特别行政区的可持续发展作出更大贡献。

关键词：澳门特别行政区；大健康；产业发展；未来趋势

一、发展背景

（一）政策背景

近年来，随着人们对健康和医疗的关注度不断提升，以及人口老龄化趋势的加剧，人们对健康和长寿的需求不断增加，大健康产业得到了迅猛发展。老年人口比例的增加也带来了对医疗、健康管理和养老护理等领域的新需求。同时，新冠疫情极大地提高了人们对健康的重视，也加速了大健康产业的发展。大健康产业致力于满足人们对健康的需求，提供医疗服务、健康管理、康复护理和养老服务等全方位的解决方案。美国著名经济学家保罗·皮尔泽曾预言，健康产业将成为继 IT 产业之后的全球"财富第五波"。在中国，大健康产业的规模也正在日益扩大。大健康产业的发展对于社会经济具有重要意义，它不仅能够提供就业机会，促进经济增长，还能提高人们的生活质量和健康水平。

澳门特别行政区拥有独特的地理位置和政治优势，致力于发展大健康产业，为该区域的经济发展注入新动力。澳门特别行政区政府积极推动大健康产业的发展，制定了相关政策和举措，鼓励投资者和企业在澳门特别行政区设立医疗机构、健康管理中心与研发机构。2022 年 11 月 15 日，澳门特别行政区行政长官发表的《2023 年财政年度施政报告》明确提到，澳门特别行政区政府坚持不懈地采取"1+4"适度多元发展策略，优化产业结构。"1"是做优做精做强综合旅游休闲业，"4"是持续推动大健康、现代金融、高新技术、会展商贸和文化体育等重点产业发展。大健康产业在澳门特别行政区经济适度多元发展策略中占有重要地位，排行澳门特别行政区新兴产业之首。在加快大健康产业发展方面，澳门特别行政区将加强与北京协和医院的合作，以建设国家区域医疗中心为契机，致力发展面向粤港澳大湾区及周边地区的区域性肿瘤治疗、医学美容及其他专科治疗服务。由此可见，澳门特别行政区已有明确的大健康产业发展方向。

（二）定义

大健康作为一种全局性的理念，是基于时代发展、社会需求与疾病谱改变而提出的。大健康主要围绕人的衣食住行以及人的生老病死，关注各类影响健康的危险因素和误区，提倡自我健康管理，以及对生命全过程全面呵护的理念。大健康追求的不仅是个体身体健康，还包含精神、心理、生理、社会、环境、道德等方面的完全健康。大健康的范畴涉及各类与健康相关的信息、产品和服务，也涉及各类组织为了满足社会的健康需求所采取的行动。

（三）产业链剖析

大健康产业链上游由产品及设备研发制造行业构成，主要包括医药研发外包、药品制造、医疗器械及耗材制造、保健品制造、健康器械制造；大健康产业链中游由医药商业和健康服务业构成，其中，医药商业包括医药流通、医药零售、医药批发、医药仓储等，医疗服务行业包括健康管理服务、养老服务、健康文化、健康旅游、健康体育、健康地产、医疗美容、互联网医疗、医疗信息化、健康保险等行业；大健康产业链下游主要为医疗健康机构、医生及消费者（患者）。中国大健康产业链结构见图 4.1。

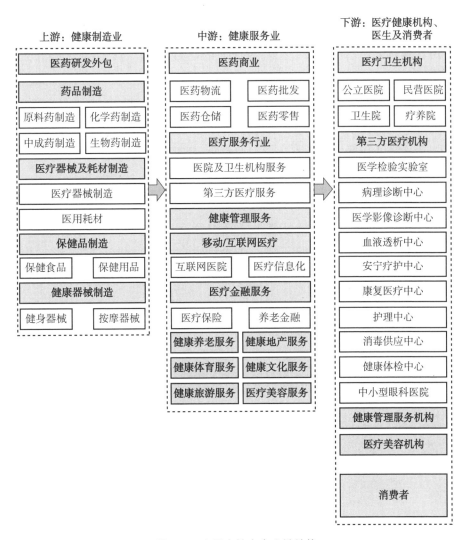

图 4.1 中国大健康产业链结构

资料来源：前瞻产业研究院.2024 年中国大健康行业全景图谱［R］.2024.

二、发展现状

（一）发展情况

1994 年之前，中国医疗行业改革仍处于探索阶段，进行了各项探索性改革。1996 年开展第一次全国卫生工作会议，提出深化改革、加快发展、开创卫生工作新局面。2009 年新一轮医改方案正式出台，并提出建立健全医疗保障体系、基本公共卫生服务均等化等。《基本药物制度实施方案》也相应出台，国家基本药物制度工作正式实施。2016 年，习近平总书记在全国卫生与健康大会上强调把人民健康放在优先发展的战略地位，努力全方位全周期保障人民健康。大卫生、大健康的观念开始普及，以治病为中心逐渐向以人民健康为中心转变。随着我国社会经济的发展，人民的深层次健康意识觉醒，人民对健康这一概念有了更高质量的理解和追求。2021 年 7 月 1 日，国家发展改革委印发《"十四五"优质高效医疗卫生服务体系建设实施方案》，提出到 2025 年，在中央和地方共同努力下，基本建成体系完整、布局合理、分工明确、功能互补、密切协作、运行高效、富有韧性的优质高效整合型医疗卫生服务体系，重大疫情防控救治和突发公共卫生事件应对水平显著提升，国家医学中心、区域医疗中心等重大基地建设取得明显进展，全方位全周期健康服务与保障能力显著增强，中医药服务体系更加健全，努力让广大人民群众就近享有公平可及、系统连续的高质量医疗卫生服务。2009—2023 年中国大健康领域重点政策汇总如表 4.2 所示。

表 4.2　2009—2023 年中国大健康领域重点政策汇总

发布时间	政策名称	重点内容解读
2009 年 4 月	《中共中央国务院关于深化医药卫生体制改革的意见》	提出了"治未病"的防病养生理念，强调未病先防、已病防变、已变防渐，采取积极手段防止疾病发生、控制疾病发展
2013 年 10 月	《关于促进健康服务业发展的若干意见》	到 2020 年，健康服务业总规模达到 8 万亿元以上，打造一批知名品牌和良性循环的健康服务产业集群
2015 年 10 月	《中华人民共和国食品安全法》	对保健食品做出五大明确规定

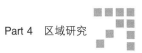

发布时间	政策名称	重点内容解读
2016 年 10 月	《"健康中国 2030"规划纲要》	首次在国家层面提出的健康领域中长期战略规划
2017 年 2 月	《中国防治慢性病中长期规划（2017—2025 年）》	将降低重大慢性病过早死亡率作为核心目标
2018 年 9 月	《国家健康医疗大数据标准、安全和服务管理办法（试行)》	国家卫生健康委分别确定两批健康医疗大数据中心试点省份及城市
2019 年 7 月	《国务院关于实施健康中国行动的意见》	明确了三方面共 15 个专项行动
2019 年 8 月	《保健食品原料目录与保健功能目录管理办法》	强化了原料目录的事后监管。对保健食品原料目录和保健功能目录实行动态管理，强化食品安全风险防控，分别明确了保健食品原料和保健功能的再评价程序
2019 年 8 月	《保健食品标注警示用语指南》	从 2020 年 1 月起，保健食品标签要醒目标注"保健食品不是药物，不能代替药物治疗疾病"等警示语，规范保质期标注方式
2019 年 12 月	《中华人民共和国基本医疗卫生与健康促进法》	发展医疗卫生与健康事业，保障公民享有基本医疗卫生服务，提高公民健康水平，推进健康中国建设
2019 年 12 月	《关于加强老年护理服务工作的通知》	鼓励医疗机构结合实际，积极丰富创新多层次、差异化的老年护理服务模式
2020 年 7 月	《国家卫生健康委关于全面推进社区医院建设工作的通知》	新时期满足群众基本医疗卫生服务需求，推动构建优质高效医疗卫生服务体系，提升基层医疗卫生服务能力
2020 年 12 月	《关于加强老年人居家医疗服务工作的通知》	增加居家医疗服务供给，提供居家医疗服务便利，加强信息化技术支撑
2021 年 2 月	《关于加快中医药特色发展的若干政策措施》	提出 7 个方面 28 项支持政策，强调要遵循中医药发展规律，认真总结中医药防治新冠病毒经验做法，破解存在的问题，更好发挥中医药特色和比较优势，推动中医药和西医药相互补充、协调发展
2021 年 3 月	《中华人民共和国国民经济和社会发展第十四个五年规划和2035 年远景目标纲要》	提出"十四五"期间，仍把保障人民健康放在优先发展的战略位置，通过构建强大公共卫生体系、深化医药卫生体制改革、健全全民医保制度、推动中医药传承创新等六个方面织牢国家公共卫生防护网，为人民提供全方位全生命期健康服务

续表

发布时间	政策名称	重点内容解读
2021 年 6 月	《关于进一步加强综合医院中医药工作推动中西医协同发展的意见》	加强综合医院中医药工作，有利于坚持中西医并重、促进中医药和西医药相互补充、协调发展，强调要加强综合医院中医临床科室设置和中药房设置
2021 年 7 月	《"十四五"优质高效医疗卫生服务体系建设实施方案》	到 2025 年，在中央和地方共同努力下，基本建成体系完整、布局合理、分工明确、功能互补、密切协作、运行高效、富有韧性的优质高效整合型医疗卫生服务体系，重大疫情防控救治和突发公共卫生事件应对水平显著提升，国家医学中心、区域医疗中心等重大基地建设取得明显进展，全方位全周期健康服务与保障能力显著增强，中医药服务体系更加健全，努力让广大人民群众就近享有公平可及、系统连续的高质量医疗卫生服务
2021 年 11 月	《关于开展老年医疗护理服务试点工作的通知》	到 2023 年，试点经验向全国推广，发展老年医疗护理服务的机制体制不断完善，多元化老年医疗护理服务模式日益成熟，差异性和多层次的老年医疗护理服务供给显著增加，有利于发展老年医疗护理服务的政策措施逐步健全
2021 年 12 月	《医疗卫生机构信息公开管理办法》	规范医疗卫生机构的信息公开工作，提高医疗卫生服务水平
2022 年 1 月	《"十四五"卫生健康标准化工作规划》	立足大卫生大健康，构建以人民健康为中心的"大标准"体系
2022 年 6 月	《"十四五"国民健康规划》	到 2025 年，卫生健康体系更加完善，中国特色基本医疗卫生制度逐步健全，重大疫情和突发公共卫生事件防控应对能力显著提升
2023 年 3 月	《关于进一步完善医疗卫生服务体系的意见》	到 2025 年，医疗卫生服务体系进一步健全，资源配置和服务均衡性逐步提高，重大疾病防控、救治和应急处置能力明显增强
2023 年 7 月	《关于进一步加强和完善医疗器械分类管理工作的意见》	借鉴国际经验，优化管理体系，健全管理制度，强化支撑能力，提高质量效率

资料来源：前瞻产业研究院。

（二）指标体系

根据国家统计局于 2019 年 4 月公布的《健康产业统计分类（2019）编制说明》，健康产业是指以医疗卫生和生物技术、生命科学为基础，以维护、改善和促进人民群众健康为目的，为社会公众提供与健康直接或密切相关产品（货物和服务）的生产活动集合。健康产业涵盖一二三产业，包括以中药材种植养殖为主体的健康农业、林业、牧业和渔业，以医药和医疗器械等生产制造为主体的健康相关产品制造业，以医疗卫生、健康保障、健康人才教育及健康促进服务为主体的健康服务业。健康产业指标体系见表4.3。

表4.3　健康产业指标体系

产业类型	产业指标
第一产业	中药材种植产值
	森林药材种植产值
第二产业	医药制造业产值
第三产业	林业旅游与休闲服务产值
	卫生机构产值
	医疗保险产值
	工伤保险产值
	生育险产值

（三）市场情况

1. 澳门特别行政区医护人员及行业就业情况

澳门特别行政区拥有一支相对庞大的医护人员队伍，医生、护士、营养师和药剂师等医护人员是医疗卫生行业的重要组成部分，他们为澳门特别行政区居民提供专业的医疗护理服务。澳门特别行政区的医疗卫生及社会福利就业人口每年呈现增长趋势。随着澳门特别行政区人口的增加和医疗需求的提升，医疗卫生行业的就业机会逐渐增加。澳门特别行政区政府一直致力于提升医疗服务水平和医疗技术，进一步促进医疗行业的发展，为医护人员提供更好的职业发展机会。

根据澳门特别行政区政府统计暨普查局的数据，1991—2023 年，澳门特别行政区的医生和护士呈现增长趋势，2017—2023 年，营养师和药剂师也呈现增长趋势。其中，医生的年均增长率为 4.41%，护士的年均增长率为 4.79%，预计到 2025 年医生和护士分别增长到 2158 人和 3272 人，具体见

图4.2。数据显示，1998 年，澳门特别行政区医疗卫生及社会福利就业人口
为4000 人，到2023 年达到16100 人，年均增长率为6.03%，具体见图4.3。

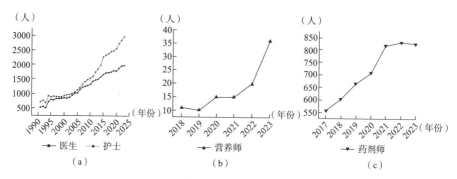

图4.2 澳门特别行政区医护人员发展趋势

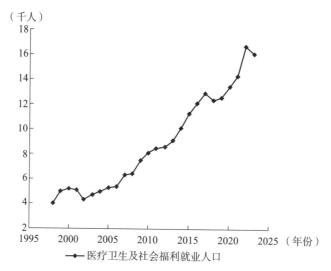

图4.3 1995—2025 年澳门特别行政区医疗卫生及社会福利就业人口发展趋势

2. 澳门特别行政区医护场所供给情况

澳门特别行政区的医疗行业相对丰富，涵盖了公立医院、私立医疗机
构、卫生中心、诊所、卫生护理服务场所等多个领域。澳门特别行政区在
住院病床方面相对有限，但随着医疗需求的增加，澳门特别行政区政府一
直在扩充医疗设施和提高病床容量。此外，澳门特别行政区还积极与珠三
角地区的医疗机构合作，以缓解就医压力。随着政府持续努力提升医疗设

施和服务水平，居民和访客的医疗需求也得到缓解。

在医护场所和住院病床供给方面，医院和卫生中心数量相对稳定，诊所略有减少，卫生护理服务场所增加趋势较为明显，从 2003 年的 48 间增加到 2023 年的 464 间，具体见图 4.4。此外，住院病床保持了较快的增长，但是人均床位仍然很低。2023 年，澳门特别行政区每千人住院病床仅有 2.75 张。1990—2025 年澳门特别行政区住院病床数量见图 4.5。

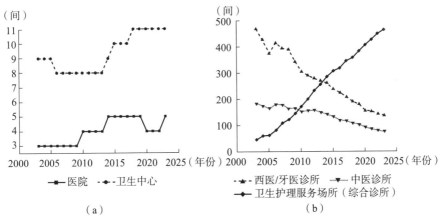

图 4.4　2000—2025 年澳门特别行政区医护场所数量

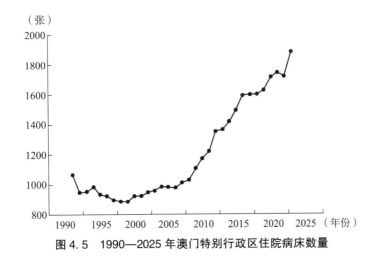

图 4.5　1990—2025 年澳门特别行政区住院病床数量

3. 澳门特别行政区中药制造业产值

澳门特别行政区中药制造业主要包括中药材种植、中药饮片加工、中药制剂生产等环节。澳门特别行政区拥有专业的中药制造企业，通过合理的生产工艺和严格的质量管理，生产出符合标准和规范的中药产品。同时，澳门特别行政区还积极开展与国内外相关机构的合作，加强技术交流和合作研究，推动中药制造业的发展。澳门特别行政区的中药制造业产值逐年增加，从 2013 年的 2484.3 万澳门元增长到 2022 年的 4728.9 万澳门元，产值翻了近 2 倍。该领域的员工支出也呈现逐年增加的趋势，从 2013 年的 609.6 万澳门元增长到 2022 年的 2589 万澳门元，翻了 4 倍多，具体见图 4.6。随着人们对中医药的兴趣和需求增加，澳门特别行政区中药制造业有望继续壮大，并为澳门特别行政区经济的多元化发展作出贡献。

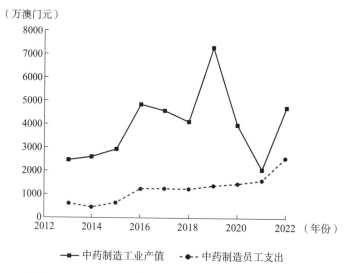

图 4.6　2012—2022 年澳门特别行政区中药制造业产值

三、未来趋势

未来澳门特别行政区应发挥自身制度优势、对接国际及葡语国家的平台优势和政府一站式服务优势，多措并举发展大健康产业，将其打造成为经济多元化的重要组成部分。

（一）不断提升中医药科研实力

澳门特别行政区支持科研人员参与国际组织的传统和天然药物的标准制定工作，推动中药标准国际化；进一步投放资源，推动中药经典名方研发、创新中药研制与开发、中药质量控制及标准化技术、中药保健品开发等。澳门大学与澳门科技大学于 2010 年联合设立中药质量研究国家重点实验室，着力推动中医药国际化、产品创新及现代化，以科学化的手段进行药性检测及质量控制，也为澳门特别行政区培养高端中医药人才提供平台。中药质量研究国家重点实验室聚焦以中医药研发及制造为切入点的大健康产业，完善科研人员参与产学研的激励制度，提升产学研深度融合机制，逐渐走出一条澳门高等院校科研成果产业化的道路。通过发挥科研优势，国家重点实验室已与美国药典委员会、欧洲药典委员会和中国食品药品检定研究院建立合作机制，为中药质量制定标准，推动中医药科学化、标准化和国际化。

（二）管理模式创新发展

澳门特别行政区建立中医药注册管理制度，政府在 2022 年正式实施《中药药事活动及中成药注册法》，在药物注册、药物监管及中医药各项发展中创立新制度，加强中医药行业制度化、专业化和国际化发展，提升了社会对中医药业的发展信心。2011 年，澳门特别行政区政府推出《完善医疗系统建设方案》，明确把兴建离岛医疗综合体作为医疗事业未来的重点项目。离岛医疗综合体主体工程已落成，2023 年分阶段启用，约 42 万平方米的总建筑面积由综合医院、辅助设施大楼、中央化验大楼、综合服务大楼、员工宿舍大楼、护理学院、康复医院组成。借着管理模式的创新，对现行医疗系统进行质量提升，既提高运营效率，又给居民更多就医选择，让澳门特别行政区居民大病不出澳。离岛医疗综合体提供公立医院服务，也包括引入高端医疗服务，探索发展大健康产业。

（三）粤澳产业合作逐步深入

作为促进澳门特别行政区经济适度多元发展的新平台，横琴粤澳深度合作区为澳门特别行政区长远发展注入新动力，尤其是澳门特别行政区的中医药产业，在这里得到了新的发展空间。粤澳合作中医药科技产业园已有注册企业 220 家，其中，通过产业园平台培育的澳门企业 54 家，涉及中医药、保健品、医疗器械、生物医药等领域，产业集聚效应初显。粤澳合作中医药科技产业园 GMP（生产质量管理规范）中试生产、研发检测等产业链逐渐形成，科技成果逐步在园区落地、孵化和转化。横琴粤澳深度合作区执行委员会印发《横琴粤澳深度合作区支持生物医药大健康产业高质量发展的若干措施》，提出推动"澳门注册+横琴生产"国际化。未来合作区会提供更丰富的研究配套，促进生物医药及中医药等在生产链条相关环节与横琴的协同分工。

（四）重点投资大健康产业

设立大健康产业基金，为产业提供资金支持，以政策和资金引导促进产业创新及持续发展。选择重点项目进行投资，对中药的科研和产业化发展进行重点支持。尤其推动核心技术和原始创新成果转化与产业化需要较多的资金扶持，协助澳门特别行政区提高中药产业的竞争力和国际水平。大健康产业基金还可以支持产业的国际交流与合作，通过相关活动进行招商引资，吸纳外地先进的技术和经验，推动大健康产业高质量发展。

（五）支持人才培育与打造人才基地

澳门特别行政区大健康产业的人才储备不足，尤其是高端人才较为短缺。目前，澳门特别行政区正推动人才引进政策的相关立法工作，在各地争相争夺人才的大环境下，澳门特别行政区对人才的吸引力较其他地方低，影响产业发展的速度，也限制了产业的竞争力。为丰富产业发展的内涵，未来持续引进大健康企业、大健康科研团队及相关专业人才，加快人才引进政策的相关立法工作，通过引进相关企业、人才和技术，强化大健康产业的科研和创新能力。同时，加强本地人员的培训，鼓励中小企业参与大健康产业发展，为产业的发展提供更多的动力和支持。

参 考 文 献

[1]前瞻产业研究院.2024年中国大健康行业全景图谱[R].2024.

[2]紫荆论坛.澳门大健康产业发展策略和政策建议[R].2023.

[3]横琴粤澳深度合作区支持生物医药大健康产业高质量发展的若干措施[Z].2022.

[4]澳门特别行政区经济适度多元发展规划(2024—2028年)公开咨询[EB/OL].人民网，2023-08-04.

深圳市未来产业发展观察与对策建议

——以细胞与基因治疗产业为例

徐翌钦

(深圳国家高技术产业创新中心)

摘要：细胞与基因治疗已逐渐成为化学药、生物药之后引领生物医药产业发展的第三次突破性革命。我国在细胞与基因治疗新赛道持续发力，临床研发管线已逐步赶超美国，未来将呈现"中美争霸"的全球竞争格局；上海市、北京市稳居国内产业发展龙头地位，并呈现"强者恒强"的发展态势。尽管目前深圳市细胞与基因治疗产业处于国内第三梯队，但深圳市于2021年将其列入七大未来产业，为加快发展，研究聚焦深圳与上海、北京等先进城市细胞与基因治疗产业在临床试验机构、产业园区、产业服务、政策供给等方面的发展差距，在长期产业发展规划上建议加强临床试验机构建设，补齐医疗服务短板，在短期产业发展规划上，建议加快建设专业产业园区、引进培育 CDMO 企业、争取国家授权临床转化收费与产品审批绿色通道，全面推动细胞与基因治疗产业发展。

关键词：细胞与基因治疗；未来产业；政策建议

一、细胞与基因治疗产业于近年加速崛起

随着基因工程技术的进步，细胞与基因治疗①产业蓬勃发展，是新时期最具前景的发展领域之一。在全球产业竞争中，中国起步晚但发展快，已成为细胞与基因治疗新赛道的一匹"黑马"，未来逐步呈现"中美争霸"

---

① 细胞与基因治疗分为细胞治疗和基因治疗，其中，细胞治疗包括干细胞治疗和免疫细胞治疗，基因治疗分为基因改造细胞治疗、溶瘤病毒治疗和基因递送治疗。

竞争格局；在国内产业发展中，上海市、北京市在产品获批、研发管线及前瞻性布局方面遥遥领先，稳居国内龙头地位。

（一）全球细胞与基因治疗产业发展驶入"快车道"

细胞与基因治疗满足患者治疗"新需求"。罕见遗传病和恶性肿瘤患病人数众多，手术、放化疗、靶向治疗等传统疗法疗效有限，该领域仍有大量临床需求未被满足。流行病数据显示，2020年，全球共有3亿名罕见遗传病患者和近2000万名新发恶性肿瘤患者[1]，每年造成超过1000万名患者死亡，对患者家庭造成约10万美元的经济负担[2]。作为罕见遗传病和恶性肿瘤的"克星"，细胞与基因治疗能够有效满足广大患者治疗需求。

细胞与基因治疗掀起技术变革"新浪潮"。2021年，国家药监局先后批准两款CAR-T[3]产品上市，标志着我国细胞与基因治疗产业进入发展元年。细胞与基因治疗已在罕见遗传病、血液瘤等领域初步应用，其疗效显著且持久彻底。研究数据显示，美国已上市CAR-T药物Yescarta治疗血液瘤客观缓解率（ORR）为82%，完全缓解率（CR）为64%，疗效远超传统疗法（ORR为26%，CR为7%），成为最具价值和潜力的新治疗手段。

细胞与基因治疗打造产业发展"新空间"。在治疗技术不断成熟、监管体系不断完善、多元化支付模式不断探索的背景下，细胞与基因治疗产业将迎来快速发展期，有望释放广阔增量空间。2020年，全球细胞与基因治疗市场规模为20.8亿美元，据沙利文预测，2020—2025年，年均复合增长率达到71%，为同期全球药品市场增速的16倍（4.4%），到2025年有望形成305.4亿美元的增量市场，细胞与基因治疗将在千亿级肿瘤、罕见病等领域大放光彩（见图4.7）。

---

① 丁香医生、世界卫生组织国际癌症研究机构（IARC），2020年全球最新癌症负担数据。

② Specialty drugs：10 of the most expensive；美国癌症协会ACSO。

③ CAR-T：全称为Chimeric Antigen Receptor T-Cell Immunotherapy，指通过基因工程技术将T细胞激活，并装上定位导航装置CAR，特异性识别并杀灭肿瘤细胞，是一种治疗肿瘤的新型精准靶向疗法。

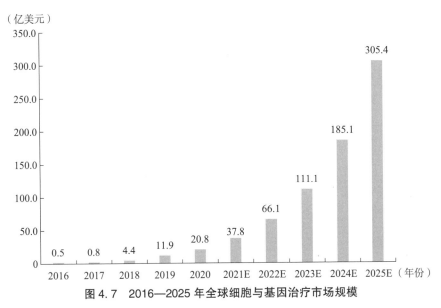

（亿美元）

图 4.7　2016—2025 年全球细胞与基因治疗市场规模

资料来源：弗若斯特沙利文咨询．中国细胞与基因治疗产业发展白皮书［Z］．2021.

（二）我国快速崛起逐步呈现"中美争霸"竞争格局

全球现有产品集中分布在欧美发达国家，我国在产业化方面加速追赶。截至 2021 年 9 月，全球已获批 80 款细胞与基因治疗产品，集中分布在欧、美、日、韩等地区，其中，美国 28 款、欧洲 16 款、韩国 16 款、日本 6 款。由于起步晚、科研基础薄弱、监管严格等，我国获批上市 4 款产品，包括两款溶瘤病毒基因治疗产品、两款 CAR-T 产品。随着国家卫生健康委和国家药监局加快完善"双轨制"监管体系、各地区加快利好政策供给、各产业园区加快中试生产线等必要基础设施建设，国内细胞与基因治疗产业化路径逐步清晰，产品市场放量逐步加速（见图 4.8）。

我国临床研发管线快速增长，与美国共同占据全球主导地位。2020年，全球细胞与基因治疗临床研究项目超 1200 项，其中，美国 605 项、中国 498 项、英国 75 项、加拿大 17 项、澳大利亚 16 项，中美处于全球第一梯队。2021 年，我国临床研究数量快速增长至 695 项，增长率为 40.0%，已超越美国（30.7%）。我国已追上美国步伐，成为全球细胞与基因治疗临床研究管线主导国家，未来随着临床研究的逐步深入，上市产品数量将呈现爆发式增长（见图 4.9）。

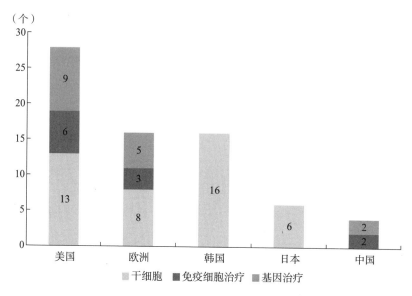

图4.8　全球已上市细胞与基因治疗产品国家分布

资料来源：丁香园 Insight 数据库。

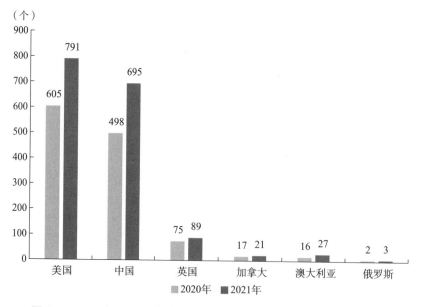

图4.9　2020年、2021年全球细胞与基因治疗临床试验数量国家分布

（三）上海与北京呈现"强者恒强"产业发展态势

上海、北京在国内细胞与基因治疗产业发展中占据龙头地位。在上市产品方面，全国获批 4 款产品，上海占据其中 3 款，包括唯 2 款 CAR-T 产品奕凯达和倍诺达、1 款基因治疗产品安柯瑞。在临床试验方面，上海开展 124 项、北京开展 120 项，处于全国第一梯队；天津（40 项）、武汉（31 项）、广州（29 项）处于第二梯队；成都（15 项）、深圳（13 项）处于第三梯队。上海、北京遥遥领先（见图 4.10）。

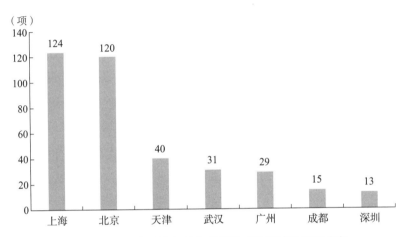

图 4.10　我国各城市细胞与基因治疗临床试验区域分布

资料来源：药智网，chictr. org. cn，CDE 官网。

　　上海、北京抢先布局现货型免疫细胞疗法①**和实体瘤适应证，产业"领军者"地位稳固。**相比目前最火热的 CAR-T 疗法，现货型免疫细胞疗法具备规模化生产、成本低、现货供应等优点；相比于其血液瘤适应证，占肿瘤发生率 90% 以上的实体瘤更具市场发展潜力。全球已加快现货型免疫细胞疗法和实体瘤领域布局，2021 年上半年，全球现货型免疫细胞疗法融资超 4 亿美元，默沙东、艾伯维、百时美施贵宝等多家医药巨头加大实体瘤项目合作交易力度。上海、北京迎"风口"抢先布局，代表公司亘喜生物利用其 TruUCAR 平台开发的现货型免疫细胞产品正处于临床试验阶段，科济药业和艺妙神州布局多条实体瘤 CAR-T 研发管线。

---

　　① 现货型免疫细胞治疗产品，指从健康捐赠者体内提取或利用外周血、脐带血、多能干细胞等途径获取免疫细胞，经过工程改造和扩增最后输入患者体内的疗法，有望解决"个人定制"导致的成本高、制备耗时长、癌症患者自身 T 细胞数量质量受限等问题。

二、深圳细胞与基因治疗产业发展差距及原因分析

细胞与基因治疗产业作为深圳市政府规划布局的七大未来产业之一，目前在医疗技术开发、产品研制、立法保障等方面取得一定成果，但与上海、北京等城市相比，仍存在较大的差距，亟须针对产业发展差距剖析"掉队"原因。

（一）深圳细胞与基因治疗产业发展差距比较分析

相较于上海、北京等城市，深圳细胞与基因治疗产业研发水平较低，集中体现在在研产品适应证分布窄、医疗技术临床研究数量少、药品临床试验项目获批少、资本市场认可度低等四方面。

在研产品适应证分布狭窄。在研产品适应证分布是体现细胞与基因治疗产业战略前景的重要指标。**在免疫细胞治疗领域，**深圳在研产品主要分布在**血液瘤适应证**的 CAR-T 疗法，上海、北京除血液瘤适应证外，已在占癌症发生率90%以上的实体瘤蓝海抢先布局；**在干细胞治疗领域，**深圳在研产品仅分布在**糖尿病1个适应证上，**上海、北京等城市在帕金森、脑卒中、肝硬化等20余个适应证上布局（见表4.4）。

表 4.4　2020 年各城市在研产品适应证分布

城市	免疫细胞疗法适应证	干细胞疗法适应证
上海	血液瘤、实体瘤	膝关节炎、狼疮肾炎、帕金森、肝硬化、糖尿病、心衰、肺炎等15个
北京	血液瘤、实体瘤	糖尿病、类风湿性关节炎、脑卒中、牙周炎、帕金森、急性心梗等7个
深圳	血液瘤	糖尿病

资料来源：丁香园 Insight 数据库。

研究者发起临床研究数量不足北京的1/7、上海的1/4。研究者发起临床研究数量是体现细胞与基因治疗行业医院、高校等科研机构医疗技术开发能力的重要指标。截至2021年9月，深圳累计开展研究者发起临床试验9项，不足北京（62项）的1/7、上海（40项）的1/4。分领域来看，在免疫细胞治疗领域，深圳开展5项，不足北京（48项）的1/9、上海（27

项）的 1/5，免疫细胞技术开发能力明显不足；在干细胞治疗领域，深圳开展 2 项，仅为北京（10 项）的 1/5、上海（10 项）的 1/5，干细胞研究能力差距明显；在基因治疗领域，深圳开展 2 项，与北京（4 项）、上海（3 项）基本持平，均处于摸索阶段（见图 4.11）。

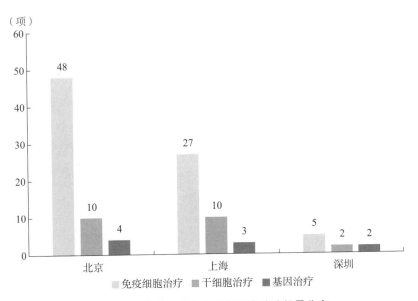

图 4.11　各城市研究者发起临床试验数量分布

资料来源：药智网。

药品临床试验批件数量不足上海的 1/5、仅为北京的 1/4。 临床批件数量是体现细胞与基因治疗产业转化能力的重要指标。截至 2021 年 9 月，深圳累计获得临床试验批件 4 个，不足上海（23 个）的 1/5、仅为北京（16 个）的 1/4。在免疫细胞治疗领域，深圳获得批件 3 个，不足上海（20 个）的 1/6、约为北京（5 个）的 1/2；在干细胞治疗领域，深圳未获得临床批件，与上海（2 个）、北京（7 个）等城市差距明显；在基因治疗领域，深圳获得批件 1 个，与北京（4 个）、上海（1 个）差距不大，均处于起步阶段（见图 4.12）。

融资数额及获融资企业数量仅约为上海的 1/4。 融资数额及获融资企业数量是资本对某一区域细胞与基因治疗产业发展潜力做判断的重要指标。从融资额度来看，2019—2021 年，深圳累计获得融资超 22 亿元，约为上海（超 88 亿元）的 1/4，与北京（超 24 亿元）基本持平。从获得融

资企业数量来看,深圳仅有4家企业获得融资,仅为上海(17家)的约
1/4、北京(12家)的1/3。综合来看,与上海、北京相比,深圳仅有亦
诺微、普瑞金等4家企业的研发管线得到资本认可,产业发展潜力较弱,
资本认可度较低(见表4.5)。

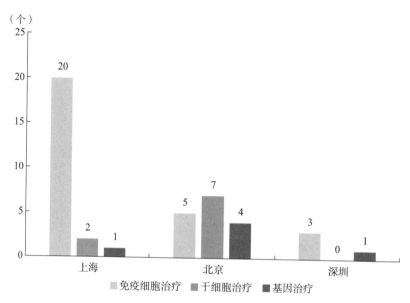

图4.12　各城市药品临床批件数量分布

资料来源:丁香园Insight,CDE官网。

表4.5　2019—2021年各城市融资情况

城市	融资总额(亿元)	获融资企业数量	代表企业
上海	88.466	17	药明巨诺、和元生物、亘喜生物、科济药业、恒润达生
北京	24.045	12	博雅辑因、艺妙神州
深圳	22.295	4	亦诺微、普瑞金

资料来源:IT桔子。

(二)深圳细胞与基因治疗产业"掉队"原因剖析

深圳细胞与基因治疗产业落后原因体现在两方面,一是长期以来薄弱
的医疗卫生体系导致临床研究机构数量不足;二是产业发展规划缺失,包
括专业园区规划缺失、CDMO外包服务短缺、创新政策供给不足。

临床研究机构数量较少。临床研究机构是开展细胞与基因治疗临床试验的主要载体，是衡量技术开发能力与产品转化能力的主要指标。深圳临床研究机构数量明显不足，一是在三甲医院方面，深圳有 20 家三甲医院，约为北京（78 家）的 1/4、上海（51 家）的 1/2。二是在药物临床试验机构方面，深圳仅有 19 家，不足北京（71 家）、上海（65 家）的 1/3。三是在干细胞临床研究机构方面，深圳仅有 2 家医院备案，不足北京（13 家）、上海（13 家）的 1/6（见表 4.6）。

表 4.6　2020 年各城市临床研究机构数量分布

城市	三甲医院	药物临床试验机构	干细胞临床研究机构
北京	78	71	13
上海	51	65	13
深圳	20	19	2

资料来源：丁香园全国医院数据库；药物临床试验机构备案管理信息平台。

　　专业产业园区规划缺失。细胞与基因治疗技术壁垒高、工艺复杂、核心技术产业链条长，建设产业园区能够统筹协调产业发展，避免关键环节"卡脖子"和靶点、适应证重复投资布局问题。深圳尚未规划建设专业产业园区集聚发展细胞与基因治疗产业；上海于 2021 年围绕"张江细胞产业园"与"基因岛"规划建设 920 亩①，加速集聚头部企业、优质创新项目，打造全链条服务体系；北京于 2020 年启动建设细胞与基因治疗创新中心，建设包括 7000 平方米的中试平台和 3000 平方米的科技孵化器，加速企业产品研发和临床试验进度（见表 4.7）。

表 4.7　各城市细胞与基因治疗产业园区情况

城市	园区名称	面积	建设内容
上海	张江细胞产业园和基因岛	规划面积 920 亩	聚焦细胞和基因治疗头部企业、CRO/CDMO、孵化中心等
北京	细胞与基因治疗创新中心	10000 平方米	符合国际 GMP 标准的研发与中试平台、科技孵化器
深圳	无	无	无

①　1 亩 = 666.67 平方米。

CDMO 数量和服务内容短缺。CDMO 为细胞与基因治疗研发企业提供工艺开发、产品制备、质量控制等技术壁垒较高的外包服务，能够显著降低企业研发生产成本、提高产品安全性，因此产业对 CDMO，尤其是 CTDMO① 依赖度极高，渗透率达 65%。深圳 CDMO 对产业支撑作用有限，一是在企业数量方面，深圳仅有普瑞金 1 家 CDMO 企业，低于上海（7 家）、北京（4 家）。二是在服务内容方面，深圳仅能提供病毒载体、CAR-T 制备服务，上海、北京能够提供质粒、病毒载体、细胞产品等工艺开发、临床研究、中试生产等全链条外包服务（见表 4.8）。

表 4.8　2020 年各城市 CDMO 企业分布

城市	公司	外包服务
上海	药明康德、和元生物、美迪西、吉凯基因、碧博生物、汉恒生物、白泽生物	质粒、病毒载体、细胞产品等工艺开发、临床研究等外包服务
北京	康龙化成、昭衍新药、宜明细胞、五加和	质粒、病毒载体、细胞产品等工艺开发、临床研究、中试生产全流程外包服务（包括 7 条生产线、13 万平方米中试基地）
深圳	普瑞金	病毒载体、CAR-T 制备

临床转化与审批绿色通道先行先试探索不足。细胞与基因治疗产品审批及临床转化受制于现行严格的监管体系，创新政策供给、先行先试临床转化收费及产品审批绿色通道有助于推动区域内产业发展。深圳仅在 2021 年审议《深圳经济特区细胞和基因产业促进条例》，尚未落地实施。北京于 2018 年发布 3 项低风险细胞治疗项目入院收费；上海药监局对接国家药监部门及上海相关委办局，借助长三角"双中心"打造高效便捷绿色通道；天津获准开展细胞治疗临床转化应用，在细胞治疗临床试验同情用药、按照医疗技术准入开展临床收费应用等方面实现突破。

三、深圳细胞与基因治疗产业发展建议

为加速发展细胞与基因治疗产业，深圳亟须借鉴上海、北京发展经

---

① CTDMO 指合同检测、研发和生产组织，除提供开发、制造和商业化外包服务外，注重产品测试和表征过程，可显著降低研发风险，满足细胞与基因治疗高安全性的质控要求。

验，在长期规划上加强临床试验机构建设，补齐医疗服务短板；在短期产业发展规划上，加快建设专业产业园区、引进培育 CDMO 企业、争取国家授权临床转化收费与产品审批绿色通道，全面推动细胞与基因治疗产业发展。

（一）加强临床试验机构建设，加速干细胞研究布局

一是引进博仁医院、仁济医院、鼓楼医院等医院人才团队，建设创新能力强的临床试验机构。借助"医疗卫生三名工程"，重点"靶向"引进国内肿瘤、罕见遗传病、慢性疾病及神经性疾病等领域领军人才，加强深圳医院肿瘤科、神经科、遗传病专科等科室建设，打造国际化细胞与基因治疗临床试验中心。

二是加快干细胞临床研究机构及研究项目备案，加强干细胞临床研究布局。深圳市卫健委和深圳市药监局协同管理干细胞临床研究备案，联合制定备案实施细则，明确临床研究机构和研究项目备案条件、备案材料清单、备案程序，并做好备案政策咨询和申请前辅导。积极推动具备干细胞临床研究资质的三甲医院进行干细胞临床研究备案，并支持备案机构与企业合作开展临床研究。

（二）打造园区集聚发展，紧追热点加速布局

一是在坪山生物医药创新产业园规划建设专业园区，打造细胞与基因治疗全产业链条。借鉴上海张江细胞和基因产业园经验，在坪山规划建设 10 万平方米细胞与基因治疗产业园，由深福保东部投资开发有限公司运营。园区加速打造细胞与基因孵化中心、CDMO 公共技术服务平台、生物实验室、动物实验中心、临床试验中心等一批专业设施，并最终建设成为技术规模领先、具有全球影响力的细胞与基因产业集群。

二是瞄准国际发展前沿及研发热点，重点布局现货型免疫细胞治疗产品、实体瘤 CAR-T 疗法、干细胞治疗技术等。全球招商美国生物技术公司 Century Therapeutics、Fate Therapeutics 等，搭建多能干细胞诱导平台，研发生产同种异体、同源细胞治疗产品。重点引进科济药业、艺妙神州等企业，布局肝细胞癌、胃癌、胰腺癌等高发病率的实体瘤 CAR-T 产品研发。紧跟上海、北京步伐，对糖尿病、骨关节炎、脑卒中等适应证开展干细胞治疗产品及技术开发，重点引进贝来生物、爱萨尔生物、天津昂赛等

国内领先干细胞企业。

（三）引进培育 CDMO 企业，打造全流程服务生态

一是针对质粒开发、病毒载体包装、安全性评价等环节引进 CDMO 细分龙头企业。在质粒定制环节引进金斯瑞蓬勃生物，搭建包括质粒构建、菌株库构建、工艺和分析方法开发、质粒纯化、质量控制等从实验室开发到大规模 GMP 制造的一体化质粒 CDMO 平台。在病毒载体环节引进药明生基，搭建从载体构建、规模放大到质量检测放行等一站式病毒载体平台。在安全性评价方面引进昭衍新药，构建采用国际化技术标准，针对产品临床前毒理、药理学研究的安全评估体系。

二是以"政府建设，企业运营"的模式，引进博腾生物、和元生物等技术团队运营中试和 GMP 生产平台。以政府为主体投资搭建多条生产线，并引进国内先进团队运营。建设 5000 平方米中试生产车间，引进博腾生物技术团队，在质粒和慢病毒制备、CAR-T 细胞扩增等领域，开展从临床前研发到临床试验阶段生产服务。建设 7000 平方米的 GMP 生产车间，引进和元生物技术团队，搭建质粒生产线、病毒载体生产线、CAR-T 细胞生产线、灌装线等 7 条生产线。

（四）争取国家权限下放，着力打造"政策洼地"

一是推行拓展性临床试验收费制度，争取授权干细胞医疗技术临床转化应用。加速推动《深圳经济特区细胞和基因产业促进条例》落地实施，支持深圳市医疗机构开展低风险干细胞治疗与细胞治疗同情用药，并允许申请成本性收费。利用深圳"先行示范区"优势，争取国家授权自体、最小操作、对尚无有效治疗手段且临床证明有效的产品进行技术转化，有效推动干细胞医疗技术临床转化应用在深圳先行先试。

二是加强与国家药监局药品、医疗器械技术审评检查大湾区分中心合作对接，争取审评审批权限下放。加强与"双中心"对接，合作组建专门专业新药审批团队，利用深圳综合授权改革试点政策优势及"双中心"靠前服务大湾区的定位，争取国家授权，将审评审批权限下放至"双中心"，为细胞与基因治疗产品单独开设审评审批通道，打造细胞与基因治疗新药申报"绿色通道"。

参考文献

[1]董文政．细胞与基因治疗行业发展的国内外差异：基于投融资并购及临床项目视角[J]．中国医药导刊，2023，25(1)：13-20．

[2]彭丹妮．抗肿瘤新疗法 CAR-T 获批背后的难题[J]．中国新闻周刊，2021(24)：68-70．

[3]刘洪秀，韩艳秋．CAR-NK 细胞治疗血液肿瘤的研究进展[J]．临床血液学杂志，2023，36(1)：76-80．

[4]侯寰宇，刘吉臣，田磊，等．基于活力营造的创新型生物医药产业园设计策略研究：以北京亦庄细胞治疗研发中试基地项目为例[J]．工业建筑，2022，52(7)：5．

[5]王广基，王越，李洁，等．国外细胞治疗产品监管体系介绍及对我国的启示[J]．中国食品药品监管，2023(9)：6-13．

深港协同推动生物经济蓝图焕新

何渊源　阮　萌

［综合开发研究院（中国·深圳）］

摘要：2023 年 8 月 29 日下午，国务院正式印发《河套深港科技创新合作区深圳园区发展规划》，明确提出了重点发展先进生物医药技术等三大领域，努力建设具有国际竞争力的产业中试转化基地。河套深港科技创新合作区作为粤港澳大湾区国际科技创新中心重要极点，承载着推动前沿交叉领域的技术创新、加快布局生命健康产业新赛道、补齐生物经济的公共服务短板、探索对接国际规则与政策突破等重大任务，未来重点应聚焦全面深化体制机制改革、开展核心关键技术攻关、培育高价值产业新赛道、协同打造"创新引擎"等方面。

关键词：河套深港科技创新合作区深圳园区；生物医药；产业中试转化基地

2023 年 8 月 29 日下午，国务院正式印发《河套深港科技创新合作区深圳园区发展规划》（以下简称《规划》），《规划》明确提出了重点发展先进生物医药技术等三大领域，努力建设具有国际竞争力的产业中试转化基地。

一、参与全球科技竞争的新亮点

在全球科技竞争日益激烈的背景下，生物经济正在成为推动全球经济和社会发展的新引擎。经历过新冠疫情，不少国家和地区认识到生物经济的重要战略意义。数据显示，目前全球已有数十个国家、地区及国际组织制定了生物经济战略或生物经济政策，从国家安全、经济、产业、创新以及可持续发展等不同方面布局生物经济的发展。2021 年 12 月，国家发展改革委印发《"十四五"生物经济发展规划》，科学规划、系统推进我国生物经济发展。河套深港科技创新合作区作为粤港澳大湾区国际科技创新中心重要极点，《规划》从技术创新、产业发展、公共服务、政策突破等四个方面，支持先进生物医药技术创新应用，打造河套参与全球科技竞争的新亮点。

（一）鼓励前沿交叉领域的技术创新

重点推动生物技术与信息技术、材料技术交叉融合，加快医学影像、精准医疗、细胞治疗、新型生物医用材料等交叉学科领域技术创新。通过跨学科的合作，促进新技术、新疗法的开发，提高生物医药产业创新研发的质量和效率。

（二）加快布局生命健康产业新赛道

围绕药物及疫苗、基因检测及诊疗、高端医疗器械、人工智能在生物科技中的应用等领域开展合作，重点发展新一代基因测序仪、医疗机器人等高性能医疗器械，推动生命健康产业向精准化、个性化发展。

（三）补齐生物经济的公共服务短板

重点搭建生物医药公共研发服务平台，支持全球顶尖医药研发生产外包服务企业提供一体化医药研发服务，通过完善产业创新发展的重大平台，降低创新创业的成本，提高研发创新的成功率。

（四）探索对接国际规则与政策突破

充分发挥国家药械审评检查"双中心"和粤港澳大湾区国际临床试验中心作用，加快推动药品和医疗器械审评、检查、临床试验等规则与国际接轨，并探索建立适合细胞治疗、基因治疗等新型生物药械研究发展的新型管理模式，试点放宽外资生物医药企业准入限制，进一步促进国际合作和生物经济的全球化发展。

二、推进深港协同创新的契合点

深港协同发展生物经济拥有先天独特的产业基础和优势互补的创新条

件。"深圳—香港—广州科技集群"创新指数在全球排名第2[1],随着河套建设进入新的发展阶段,两地"一国两制"的优势将会成为生物经济发展的重要驱动力。

(一) 生物经济基础雄厚

香港特别行政区的医疗卫生开支于1990—2020年以平均5.6%的年率增长,医疗服务及产品的需求不断增长[2]。目前,香港特别行政区拥有160余家医疗健康器材制造商和1450余家进出口贸易商,初步形成了生物经济的产业集聚。深圳市在高端医疗器械、基因与细胞、合成生物等领域具有比较优势,2022年,其生物医药与健康产业增加值为676.78亿元,增长6.7%。深圳市拥有上市企业超过30家,培育出了迈瑞、新产业、先健、华润三九、海王集团、信立泰等一批龙头企业。

(二) 创新链存在互补条件

深港分别处于创新链的不同环节,深圳市科技成果产业化能力突出,已经形成"基础研究+技术攻关+成果产业化+科技金融+人才支撑"全过程创新生态链。香港特别行政区的基础研究环节较强,拥有世界领先的科研创新资源,高校和科研院所优势突出,拥有5所排名全球前100的高校、22家国家级实验室和研究中心及43位两院院士,授权专利中发明专利占比90%以上[3]。与此同时,香港特别行政区作为"超级联络人",能够整合"两个市场、两种资源",为深港合作带来全球的资本、人才、管理和技术,形成安全稳定且有韧性的产业链格局。

(三) 制度差异创造新优势

香港特别行政区作为国际生命健康创新研发枢纽,建立了国际化的生物经济发展体制机制,如香港的临床试验数据同时获得国家药监局(NMPA)、美国食品药物管理局(FDA)和欧洲药品管理局(EMA)等监管机构认可,以作为药物注册用途,为生物经济研发吸引创新资源创造了条件。深圳市具有地方立法权,也是综合改革试点,能够通过立法、先行

---

① 世界知识产权组织.2022年全球创新指数报告 [R].2022.
② 香港生产力促进局与香港生物医药创新协会.香港生命健康产业发展研究 [R].2022.
③ 构建深港合作新格局 共同推进高质量发展 [N].深圳特区报.2022-08.

先试等方式，促进香港特别行政区与内地生命健康产业的深度融合，充分释放产业潜力，发挥香港特别行政区背靠祖国、联通世界的区位优势，为香港特别行政区建成国际创新科技中心和大湾区建设增添新动能。

三、河套生物经济未来发展展望

（一）突出机制先导，全面深化体制机制改革

充分发挥深圳市地方立法权和综合改革试点的优势，瞄准深港两地生物经济发展的痛点、难点切实发力，通过制度安排统筹推进先进生物医药技术创新应用，继续加强国家药监局药械审评大湾区分中心建设能力，争取药监局药械审评大湾区分中心的药品、器械审评审批权限下放。在建立特殊物品快速通关的"白名单"制度、推广真实世界数据应用、人类遗传资源国际合作等方面，积极开展先行先试探索。

（二）突出技术先导，开展核心关键技术攻关

面向国家重大战略需求，在生物经济前沿交叉领域开展前瞻性重大科学问题研究，实施一批基础研究重点重大项目。鼓励企业联合高校、科研院所、医疗机构开展高质量协同创新，采用"赛马制""揭榜制"等新型科技攻关方式，探索科技攻关新型举国体制深圳路径。强化市场导向、需求牵引，补齐深圳市生物经济公共服务平台的短板，引进高水平战略科研机构。

（三）突出产业先导，培育高价值产业新赛道

依托深圳市在新一代信息技术、AI和数字经济方面的优势，围绕靶向靶点发现、药物筛选、结构优化、合成路线设计、成药性评价和临床试验设计等，搭建"AI+药物研发"平台，推进生物技术和信息技术融合发展。发挥深港在基因与干细胞领域的优势，开展相关前沿研究、技术攻关，争取在临床应用方面实现突破。

（四）突出开放先导，协同打造"创新引擎"

支持深港两地高校、科研机构开展科技创新交流合作，促进湾区科研仪器设备通关便利、共用共享。探索建立国际化临床试验平台，同步为已

经获香港特别行政区批准的新药开展临床试验。进一步优化港澳独资、合资医疗机构执业许可审批流程，探索建立与国际接轨的医院评审认证标准体系，提升医疗服务的国际化水平。

参 考 文 献

[1]赵庆国.深港携手共建河套世界级科创平台[N].中国经济导报，2023-11(5).

[2]彭军，华智超.河套崛起世界级科创新城[N].深圳特区报，2023-02(A01).

[3]刘坤.携手打造国际科技创新高地[N].光明日报，2023-09(4).

Part 5 | 政策思考

生命健康产业在技术突破和模式创新驱动下，新产品、新应用、新业态层出不穷，只有通过不断完善体制机制建设，优化政策体系，才能推动产业的持续健康发展。

● 党的二十届三中全会明确了生物医药体制机制改革方向，将从产业发展政策和治理体系、产业链供应链韧性和安全水平、创新药械发展机制等方面，推进产业改革创新和转型升级。

● 生物数据的采集、管理和分析对科技创新与产业发展具有基础性作用，建议从国家层面构建数据设施与治理结构，建立标准体系和数据共享协议，推动省级分布式数据设施建设，实现生物数据的采集、储存和分析利用。

● 发展生命科学新赛道，政府政策着力点在基础研究、产品开发和大规模生产制造能力全链条上。为此，需要建立健全覆盖全链条的产业政策，推进专项资金与政府协调联动，推动科技创新引领产业创新，提升生命健康产业核心竞争力。

● 居家、社区、机构养老在功能定位和动力机制上具有互补关系，然而，当前居家养老与机构养老之间存在协同不足的问题，需要通过技术进步、政策支持和多方协同治理，实现养老资源的整合和服务供给的优化。

以体制机制改革促进生物医药产业创新发展

何渊源　郭丽娜

［综合开发研究院（中国·深圳）］

摘要：为贯彻落实党的二十大做出的战略部署，党的二十届三中全会通过并发布了《中共中央关于进一步全面深化改革　推进中国式现代化的决定》，其中也对未来生物医药的体制机制改革提出了方向。未来我国将从产业发展政策和治理体系、产业链供应链韧性和安全水平、创新药械发展机制等方面，推进产业改革创新和转型升级。

关键词：生物医药；体制机制；深化改革

一、《中共中央关于进一步全面深化改革　推进中国式现代化的决定》涉及生物医药的重要表述

《中共中央关于进一步全面深化改革　推进中国式现代化的决定》（以下简称《决定》）针对生物医药发展治理、产业链供应链安全、创新发展机制等方面做了重要部署，具体有三处直接涉及生物医药领域。一是在第8条健全因地制宜发展新质生产力体制机制方面，提出要完善推动生物医药等战略性产业发展政策和治理体系。二是在第12条健全提升产业链供应链韧性和安全水平制度方面，提出抓紧打造自主可控的产业链供应链，健全强化医疗装备等重点产业链发展体制机制，全链条推进技术攻关、成果应用。三是在第45条深化医药卫生体制改革方面，提出健全支持创新药和医疗器械发展机制，完善中医药传承创新发展机制。

二、我国生物医药逐步走向高质量发展

一是我国已经成为全球第二大医药市场。2023年，我国规模以上医药

工业企业实现营业收入29552.5亿元，我国医疗器械流通市场规模达1.36万亿元。**二是我国新药研发数量为全球第二。**自2011年到2023年底，我国批准上市的创新药有510种，其中，本土企业创新占1/3。全球范围在临床研究状态的药物有13537款，我国企业原研或者参与开发的有4774款，占全球35%，仅次于美国，居全球第二位。**三是生物医药研发质量达到国际先进水平。**2020—2023年，我国医药企业对外授权许可项目的交易金额逐年上涨，分别为78.91亿美元、156.76亿美元、311.51亿美元、472.67亿美元，其中，单笔超10亿美元的交易达6项，涵盖抗体药物、抗体偶联药物等领域。**四是形成了一批重要产业集聚区。**张江高新技术产业开发区、中关村科技园区、苏州工业园区、广州经济开发区等一批生物医药产业园区发展壮大，集聚培育了一批优质生物医药企业。

三、生物医药创新发展仍面临挑战

（一）适应精准医疗发展的机制缺失

随着个性化医疗和精准医疗的快速发展，基因检测、细胞治疗等新技术、新产品、新手段不断涌现，但是目前我国针对精准医疗的监管和审评制度尚未完善，给一些创新型企业发展带来了困扰。一方面，细胞治疗、免疫治疗等个体化技术的评价和审评审批方法依然套用过去化学药的传统方式，而细胞治疗中个体微环境存在较大的动态差异性，沿用过去审批和评价方式难以推动相关临床试验。另一方面，根据相关要求，一些个体化治疗临床试验需要做完一例并完成安全评估后，方能开展第二例，这将大大增加新产品上市周期。

（二）特殊病种创新药上市流程烦琐

罕见病药物的可及性是罕见病患者面临的最大问题，罕见病药物的研发与上市越来越受到重视。我国正在努力推动罕见病治疗药物上市，国家药监局数据显示，我国2022年批准上市3个罕见病药物，2023年批准上市45个罕见病药物，2024年前五个月已经批准上市24个罕见病药物，上市药物数量呈现大幅增加。但是，相比国际先进国家，我国在罕见病上市注册方面还处于跟随模仿阶段，罕见病药的上市流程比较复杂，要求必须在美国等先进国家申报并批准后，国内相关部门再批复上市。这导致我国罕见病创新药研发团队必须到美国寻求合作伙伴，从美国开始申请、完成批复，再回国上市。

（三）部分核心关键环节严重依赖进口

与欧美等发达国家相比，我国在高端医疗器械方面仍存在较大差距，特别是核心关键零部件供给不足已经成为制约我国医疗器械国产化、高端化发展的突出短板。如 IVD 诊断酶/辅酶的国产化率仅为 15%，医学影像设备的小型非球面光学元件国产化率仅为 5%，心脏起搏器国产化率仅为 5% 等。针对高端医疗器械学科交叉多、技术体系复杂、技术门槛高等特点，亟须建立多种创新要素、多套技术体系相互融合的协同创新模式，推动产业核心关键环节实现突破。

四、推动我国生物医药创新发展的建议

（一）健全创新药发展体制机制，完善适应精准医疗发展的审评机制

一是加快推进实验室自建检测（LDT）模式。针对靶向治疗、基因治疗、罕见病诊疗等所需检测项目种类多、数量少、研发成本高、审批流程长的特点，积极推动 LDT 体外诊断试剂试点建设。鼓励有条件的医疗机构联合 LDT 领域重点企业，探索形成可复制、可推广的医疗机构自制试剂质量管理体系和内部审查制度，在自制试剂品种挑选、研发、制备、使用全过程，开展相应风险监测和评估，加强各环节监管衔接。二是优化细胞治疗领域的监管模式。推动在再生医学、细胞治疗等领域的立法工作，完善行业的相关规则标准。探索在大湾区、长三角、成渝等区域设立试点，推动细胞治疗相关临床应用。探索建立与细胞治疗相关的评价指标、评价路径和管理制度规范，建立健全"事前、事中、事后"全过程全方位的监管体系。

（二）完善生物医药治理体系，加快特殊病种创新药注册上市流程

一是加大对特殊病种创新药的研发和上市注册支持力度。针对区域特有罕见病在国际上研究较少，但是我国比较普遍的特点，加大对特有罕见病的研发支持力度，如广东省可以加强食管癌等特殊病种新药的研发。发

挥国家药监局药品、医疗器械技术审评检查长三角、大湾区等分中心作用，对重点区域内的新药研发提供提前介入、上市辅导等服务，加速新药上市注册流程。二是继续推进将罕见病药品纳入医保药品目录范围的工作。将部分罕见病药品纳入医保药品目录范围，可减轻参保患者负担。继续增加罕见病药品纳入目录的品种数量，特别是针对区域特有的罕见病药品，加快纳入目录。三是推动商业健康保险完善罕见病医疗保障体系。推广城市定制型商业医疗保险，通过政府指导和市场运作的联动模式，建立罕见病创新特效药医疗补偿机制，实现"低保费、高保额、宽门槛"的普惠保险特性。

（三）构建韧性产业链供应链，探索核心关键技术攻关新型举国体制

发挥政府的引导统筹能力，借鉴日本超大规模集成电路技术研究（超LSI）国家项目、韩国超大规模集成电路技术共同开发计划的经验，整合国内外创新资源，聚焦产业重大需求和"卡脖子"问题，打造生物医药核心关键技术攻关"创新协同圈"。一是针对医疗器械产业发展需求开展攻关。要围绕产业链存在被"卡脖子"风险的环节，结合学术界、产业界专家的意见，深入挖掘和梳理涉及研究的方向与项目。二是要吸引多领域多主体的参与。以迈瑞、理邦、新产业等龙头企业为中心，引导电子信息、通用机械、新材料、人工智能等相关领域的专家和企业参与，联合产业链上下游企业、重点实验室、高等院校等创新生态圈研究单元共同开展攻关。三是注重国内优质资源的整合。推动国内重大创新载体的联动与合作，搭建创新企业与国内外顶尖医院的合作平台，通过优势资源互补协同，增强研发创新的支撑能力。

参 考 文 献

[1]新华社.中共中央关于进一步全面深化改革、推进中国式现代化的决定[EB/OL]. https：//www.gov.cn/zhengce/202407/content_6963770.htm.

[2]郭朝先，许婷婷.我国医药产业链供应链韧性和安全水平研究[J].经济与管理，2023，37(3)：82-93.

[3]俞颖慧，杨树俊，周斌.我国罕见病药物优先审评审批情况简析[J/OL].中国医药工业杂志，2023，54(2)：277-282. DOI：10.16522/j.cnki.cjph.2023.02.017.

努力提升生物大数据等战略基础能力

刘沐芸

（细胞产业关键共性技术国家工程研究中心）

摘要： 2023 年，拜登政府签署行政命令，旨在推进生物技术和生物制造创新，确保美国在全球生物经济中的领导地位。生物数据的采集、管理和分析对科技创新与产业发展具有基础性作用，需要确保数据的丰富性、可比性，并利用人工智能技术提高数据系统安全性。建议从国家层面构建数据设施与治理结构，建立标准体系和数据共享协议，推动省级分布式数据设施建设，实现生物数据的采集、储存和分析利用。

关键词： 生物技术和生物制造；生物数据；生物大数据基础设施

2023 年，拜登政府签署一项"关于推进生物技术和生物制造创新以实现美国发展可持续、安全和有保障的生物经济"的总统行政命令，致力建立一种强有力的生物经济形态，使美国在全球经济发展中继续保有领导力与竞争力，以让每个美国人和全球社会受益。该行政命令重点指出，生物大数据对生物经济有基础性奠基性作用。[①]

相较于农业经济、工业经济与信息经济，生物经济是建立在生物资源可持续利用、生物技术基础之上的一种全新经济形式，其本质特征是从"对非生命体的利用"转向了"对生命体的利用"，因此生产要素具有"无中生有""无形化"以及"循环利用"的特征，生产组织呈现"绿色"

---

① The White House Office of Science and Technology Policy, Bold Goals for U. S. Biotechnology and Biomanufacturing—Harnessing Research and Development to Further Societal Goals, Per Executive Order 14081, March 2023.

"高端""智能"等趋势。由此，生物大数据对生物经济竞争力形成的奠基性作用可见一斑。

发展生物经济，高效地利用生命体创制新的生物资源，形成新的生物产品，探索和绘制生命体的基因组与细胞分子路线图，相当于15世纪的探险家去探索未知水域必需的导航草图，而更好的地图能显著提高探险队伍的探索效率，最终提升其经济水平和军事实力。同样，关于生物过程如何在分子水平、个体、种群和生态体系方面运行的准确理解和数据，也有助于我们在生物制造和合成生物学方面形成领导力，可以说，谁率先建立完整的生物大数据设施，谁就有望在生物经济的发展过程中快速崛起，并形成掌控力。

建设国家生物大数据设施要明确基础架构。首先从国家层面建构一个国家级数据设施与治理结构，建立相应的标准体系、数据共享协议等，其次依据同样的数据标准和架构，在不同省份搭建省级分布式数据设施，以识别和链接尽可能多的研究机构、医疗单位以及企业的基因组、代谢组、细胞水平、临床水平等的生物数据库，建立可以与国际社会互联互通的生物数据的采集、储存和分析利用的统一标准。

一、生物大数据事关国家安全与经济安全

不仅我国看到生物技术和生物制造事关国家安全与经济竞争力的稳固，其他国家也同样认识到了。有研究显示，美国生物经济的产出已经占据其GDP的5%（9600亿美元）[①]，且呈现快速发展的趋势。目前，生物技术在确保供应链韧性、减缓气候变化和恢复受损的生态系统等方面正发挥着越来越重要的作用，生物制造也正在成为许多行业的主要生产方式，从制药工业和工业化学品到食物与燃料的合成。

国家安全方面的隐忧主要集中在，个人、恐怖分子或国家等利用生物数据和技术开发有针对性的生物武器。当下，我国在生物技术领域最大的挑战在于，大量的生命科学与生物技术方面的研究投入及产生的数据未能

---

① National Academies of Sciences, Engineering, and Medicine. Safeguarding the Bioeconomy [R].
2020.

转化为支撑生物经济发展所需的基础设施，用于支持我国生物经济竞争力的形成。

目前，世界处于巨大的技术变革中。生物学是一门理解生命体如何运行的学科，正与数字技术不断融合。生物学也是基于用代码，不过生物学的代码与计算机 0 和 1 的代码不同，生物学的代码是 DNA 的核酸序列 AT-GC。因此，阅读、编写和编辑这些 DNA 序列代码最终将会形成比数字技术更大的技术变革和产业规模。这一切的基础就是生物大数据。

二、生物大数据是生物经济发展的关键燃料

我们观察和测量生物过程的方法、工具、意图以及新生物技术的应用，驱动着今天生物大数据的种类和数量，同时，在获得生物大数据的过程中，引发了我们对新工具、新方法和新技术的需求，推动着技术的变革，比如合成生物学、生物制造等。

以基因测序为例，个人的基因测序能产生大量的数据，单个人的全基因组包含了 30 亿个碱基对，相当于 200 千兆字节的数据。国际上，自 1982 年起，美国在国家层面建立了一个储存 DNA 序列的基因库（Gen-Bank），同时，在 NIH① 下设了国家生物信息中心，管理美国国家基因库。日本和欧洲也建立了类似美国的统一基因库，并与美国的基因库形成了活跃的数据上传、交互共享和发布。这些实体基因库采集储存的基因数据量非常巨大。截至 2019 年，美国基因库中已经储存了 19.6 万亿个碱基对、超过 29 亿个核苷酸序列，涉及超过 50 万个正式描述的物种。我国也于 2016 年建设了国家基因库。

从基因库的使用效率来看，政府不应该是唯一拥有大量生物数据的单位，这些数据应开放给大学、机构、医院以及企业等开展科学研究、医学研究以及产品开发，以推进生物医疗、生物农业以及生物制造的高质量发展。

同时必须认识到，采集、管理、标准化以及维护如此庞大的数据集是

① National Institutes of Health（NIH）：美国国立卫生研究院，隶属美国卫生与公众服务部，是美国联邦政府中首要的生物医学研究机构。

一项艰巨的任务。因为要发挥这些生物大数据对科技创新、产业促进的基础设施作用有两个前提，一是数据足够丰富海量，可用的数据库越大、种类越多其可用价值就会越高；二是海量数据集具有真正的可比性，上传提交的数据是按照既定的数据规则和标准进行提交输入、管理以及分析利用的。

机器学习和人工智能领域的进展，目前也正向组学研究与生物技术开发领域渗透，驱动这些领域快速发展。一个能发挥产业设施作用的数据库要减少错误，除了需要大型高质量的数据集，还需要建立全面的分类方法，高质量的数据标签。即便如此，在数据集不断规模化扩展、复制或共享的过程中，错误也难以完全避免，因此也引发了新的技术需求，比如错误识别、纠正的新工具，或指导新建、更新或联合共享生物数据库架构设计的新方法等。

生物大数据的新隐忧——数据库的安全性。数据设施中储存的生物数据要能发挥对科技创新的基础性支撑性作用，需要这些数据库保有开放性与可访问性，同时，又要确保这些数据背后的个体隐私得到充分保护。因此，需要在数据的可用性与安全性之间取得平衡，建立机制，以努力管理、维护不同来源的生物数据，并保持生物数据源的协调一致。

从互联网和商业软件行业发展来看，由于未能建立足以防止网络犯罪的安全措施，以及有效的用户隐私保护措施，这些公司都为此付出过高昂的代价，值得我们借鉴。在建设生物经济数据设施时，应在设计数据库架构时将数据系统的自适应安全性和可信性纳入设计考量，利用当前人工智能技术创建具有不仅能检测而且能预测安全风险能力的动态数据系统。

三、生物大数据设施中政府的职能

要能高效发挥生物大数据设施的基础作用，释放生物大数据的要素潜能，推动我国在全球生物经济塑形过程中形成竞争力，政府部门可以发挥如下作用。

第一，组建一个学科融合的跨部门专家咨询委员会，制定国家生物大数据设施的初步设计和操作原则。成员尽可能代表国家生物大数据设施拟服务的机构和行业，精益而高效，以能制定出既保障个人隐私又具备可用性的指导原则。

第二，通过建立"总—分—总"的管理架构，统筹链接作用。将目前我国已有的、分散的生物数据集进行链接、汇总和融合。从数据集的维度细分生物医学、生物农业、生物能源、生物材料等大数据设施。然后每个数据集也可从地域的维度建立不同省份的对应设施，比如，北京生物医学大数据设施、黑龙江生物医学大数据设施、上海生物医学大数据设施、四川生物医学大数据设施等，同时又能无缝回到国家生物大数据设施中汇聚、融合、分析和利用。

第三，建立规范的数据标准，形成生物数据采集、上传、设计和使用的最佳实践。规范不同端口上传、输入和存储的数据均能形成汇聚融合，也方便不同端口用户在访问、分析和利用这些数据时，数据具有可比性，并且分析利用这些数据的成果也具有可比性。

第四，基于生物经济具体应用领域的大数据设施，政府可以成立相应的委员会，比如生物医学大数据设施和安全委员会，重点规划制定生物医学大数据设施的设计、框架搭建与保障本设施发展过程中不同阶段的优先事项得到高效推进，以及生物医学大数据设施的适应性，能在生物医学大数据设施的横向部门、纵向合作间建立良好的反馈循环，并能对生物经济发展中的新需求、新机遇的动态性做出快速应对。

第五，生物大数据设施的设计、建设和运维，建立统一的评价遴选标准，不区分参与单位的经济所有制形式。考虑到生物大数据设施建设任务的严峻挑战，但又重要非凡，因此需要团结一切可以团结的力量，在推进生物大数据设施建设的过程中，积极吸纳民营经济在生物大数据设施的设计、运维中积极参与。

各国政府均已看到这个基本事实：生物大数据是发展生物经济的关键性要素，不仅能促使生命科学和生物技术的快速发展，形成有用的工业产品，更能为国家在新一轮的科技产业竞争中形成竞争优势，因此，建设一个有效的生物大数据设施刻不容缓！

参 考 文 献

[1]马英克，鲍一明. 国家级生物大数据中心展望[J/OL]. 遗传，2018，40(11)：938-943. DOI：10. 16288/j. yczz. 18-180.

[2]王红凤，赵云光. 我国生物经济高质量发展路径研究[J/OL]. 财经界，2023 (33)：18-20. DOI：10. 19887/j. cnki. cn11-4098/f. 2023. 33. 002.

[3]加强生物医药大数据共享能力建设[J]. 北京观察，2024(7)：16.

[4]苏燕、李伟、李祯祺，等. 美国生物大数据战略举措及其对我国的启示[J]. 中华医学图书情报杂志，2020，29(10)：32-37.

发展生命科学新赛道需要产业政策适配

刘沐芸

（细胞产业关键共性技术国家工程研究中心）

摘要： 2024 年全国两会提出发展"生命科学新赛道"，强调需要全面深化改革，建立新型生产关系，创新生产要素配置，以培育新质生产力。政府政策着力点往往集中在基础研究，而产品开发和大规模生产制造能力常被忽略。发展生命科学新赛道需要覆盖全链条的产业政策、专项资金与政府协调联动，以推动科技创新引领产业创新，提升国家实力和核心竞争力。

关键词： 生命科学新赛道；新质生产力；全链条创新发展

一、发展生命科学新赛道需从链条上发力

2024 年全国两会政府工作报告中首次提出发展"生命科学新赛道"，培育新质生产力。发展新质生产力，必须进一步全面深化改革，形成与之相适应的新型生产关系，深化经济体制、科技体制等改革，着力打通束缚新质生产力发展的堵点卡点，建立高标准市场体系，创新生产要素配置方式，让各类先进质优的生产要素顺畅流动。因此，如何培育发展生命科学新赛道，建立与之相适配的产业政策，驱动生命科学新赛道高质量发展，是发展新质生产力的重要课题。

产业背景：生命科学包括生物科技、制药、医疗器械、细胞与基因、诊断学、组学，以及基于 AI 的临床决策系统等正在全球市场竞争。目前，国际上包括美国在内的国家也都在不遗余力地培育、支持各自的前沿技术和领头企业。

因此，评价投资培育生命科学新赛道的益处时，不应仅仅从单一的健康促进这一个维度来看，生命科学新赛道的崛起，还体现在大量新增的高收入岗位，如出口和税收，更有对抗疫情的防控能力与军事能力的巩固，以及对其他行业产生的溢出效应。

国际上，其他国家在制定支持生命科学、生物技术发展的产业政策时，虽然有任期和党派的不同，但都不约而同地形成了高度统一的协同努力。以美国为例，特朗普就任总统时，为此推出了特朗普政府的运营加速计划（Operation Warp Speed，OWS）方案，拜登就任后成立了卫生高级计划研究局（Advanced Research Project Agency for Health）大力支持整个技术创新链条，从基础研究到产品开发、制造和分销等的全流程，显示出两党对发展生命科学新赛道目标的一致性。

二、培育生命科学新赛道，梳理产业政策沿革

回望过去，第二次世界大战后的几十年里，国际社会发展出一套让各个国家沿袭至今的科技创新政策与支持框架，就是政府支持"研究与开发"中的研究，开发则留给产业界自行解决。

我们作为后发国家，在很长的时间内，也沿用了这一套经过他国验证的科技创新发展范式，强调的是政府对前端基础研究的责任，而忽略了对能孕育重大产业的产品开发能力和大规模生产制造能力的支持。因此，过去我国大量的政府专项资金都流向了事业单位，或大院大所，或新成立的事业单位等，然后以论文发表与引用排名为终点，而较少关注可能产生重大产品和解决方案的工程创新能力、获得高性价比产品的大规模生产制造能力的培育，这导致了目前较为常见的产业发展断层现象，一方面高水平论文数量不断攀升，另一方面产品开发和高水平的大规模生产制造能力较为落后，甚至出现在某些产业环节被"卡"现状。

但当前的技术变革驱动产业创新的演绎路径和国际竞争已经进入新态势，从"两弹一星"的"有没有"阶段，走向当前产品竞争力的"好不好"阶段，因此需要从链条上系统布局和发力。

我们能从我国在高铁等一些产业关键领域的成功经验看到重新调整产业政策的迫切性。我国高铁产业成功很重要的一点就是，从高铁产业规划部署开始，就从产业链的上下游着眼，推进全面系统的部署，而不仅是基础研究成果，还有结合我国高铁现状和发展目标的大量工程创新活动，甚至是技术攻关与重大产品开发、系统解决方案建立的上下贯通，形成了良好的反馈迭代以及正反馈循环。因此，要发展"生命科学新赛道"，值得参照我国高铁产业的科技创新驱动产业创新的产业发展模式和政策框架。

三、新的政策框架

我们要发展"生命科学新赛道"，产业政策要从过去的止步于基础研究，扩展至产品开发、方案设计以及大规模生产制造能力中所需关键共性技术的支持培育。

可以基于两个基础规划新的政策框架，一是聚焦于具有重大创新转化潜力的高社会需求领域，明确主攻方向；二是要确保政府专项投资的评价指标，不仅是文章发表或高引用率，更要有产业环节上的能力提升与较好的经济效益。

从国际半导体、计算机、电动汽车和风电产业发展来看，虽然美国一直较为关注基础研究，但由于缺乏技术创新转化为重磅产品的工程创新能力以及后来的大规模生产制造能力，曾几何时也极为依赖日本、韩国甚至是中国台湾的产品化能力和生产制造能力。今天，我国在组织规划面向未来的生命科学产业政策时，应避免类似的情形发生。

1. 专项新模式，专项资金的应用从过去的基础研究扩展至产品开发和大规模生产制造能力

目前，市场上的风险资本和私人资本缺乏雄厚的资金与风险承受能力，无法为初创企业（尤其是软件行业之外的初创企业）的规模扩张提供充足的资金，只有政府专项资金才能从产业链进行支持和引导，主要是因为政策资金相较于市场化的资金具有长期性，同时，政府专项资金相对来说更充裕。

另外，与其他行业相比，生命科学领域的产品开发与产业创新对科技创新的依赖度更高，行业的高监管导致其转化周期较长，但专项资金池却不如其他行业，对生命科学产业的税收框架也并不比其他行业更具有竞争性。

以对抗疫情为鉴，在 2020—2022 年的疫情防控过程中，美国出台的运营加速计划（OWS）就显示了在生命科学领域全链条支持的卓越效率，从技术转让至产品开发，为扩大生产和分销交付全链条提供充足的专项支持，加速了疫苗的研发上市、产能保障与分销接种、毒株迭代等全链条的提速。然后将其转化到一个专门的机构——ARPA-H，希望在卫生健康领域复制国防领域成功的组织形成 ARPA，为在诊断和治疗方面具有巨大潜力的技术提供全链条的资金支持。

鉴于此，我们也可以制定类似的政府专项资金政策，比如，研究资助、信贷担保、产能扩大低息贷款、政府引导基金辅以市场化资本等多形式、全链条支持生命科学领域的具有重大产品潜力的初创企业、中小企业，快速推出高可靠性的产品，强化技术、产品与企业的市场竞争力。

2. 新的市场激励机制，创新成果的高溢价政策

在生命科学领域，通常市场给予创新产品的奖励通过高溢价的定价机制来体现。同一产品，为了激励生命科学领域的创新成功和长期的创新行为，同时保障研发投入的回收预期，高溢价的定价有利于保障创新成果利润的基本盘，进一步激发"科学发现—技术发明—产业发展"循环的创新活力。

以美国为例，虽然美国人口只占全球人口的 4%，但美国医药市场贡献了全球制药工业收入的 46%，利润贡献更是高达 78%。这一组数据表明，美国对生命科学领域的高溢价机制，为这些创新疗法/药品/设备等进入其他国家的市场奠定了基础，这些创新企业也就有了制定符合目的国支付预期价格的底气，无形中帮助了美国公司和创新产品更容易地进入其他国家并快速形成市场份额。

反观我国药品定价，高溢价的定价机制多以"原研"等条款给到进口产品，这不仅削弱了生命科学领域的创新积极性，也不利于高水平的 me-better 或 me-faster^① 等创新策略的实施。

3. 疫情期间全链条产业扶持政策的常态化

疫情期间出台的系列专项政策，能在疫情暴发后的几个月中高效地组织疫苗、药品和用品等的生产供应。专项政策不仅促进了疫苗、治疗药的研发，还涵盖了按需扩大的产能建设、政府采购等，降低了药物公司的研发风险，以奖励那些为对抗疫情开展创新的公司。

四、产业政策的局限

产业政策常常具有局限性而被加以诟病。虽然如此，我们仍应看到，每当面临重大产业变革机遇、发展走到十字路口时，良好的产业政策对当前资源的高效统筹和规划部署都发挥着重大作用，因此，我们也不用因为产业政策的局限性而放弃有组织、有目的的规划部署。

制定的产业政策目标应基于当前的发展机遇，明确当前发展需要解决的核心矛盾，或者需要破除的主要发展障碍，能否满足我们要达成的发展目标。比如，生命科学领域的产业政策产生的结果，除了文章的发表，能否提升我们的实力与核心竞争力？又如，产业政策实施运行如何保障不变形，还需要配套什么机制以保障其高效而又目标导向明确地推进落实？

当我们面向未来的不确定时，回顾过去经常会为我们提供面向未来规划部署的借鉴和底气。我们能高效地走出疫情，源于我们高效的组织动员能力，因地制宜的专项政策和激励机制，疏通科学研究到产品开发，以及组织生产和分销，推出多种有效的疫苗和药物，挽救数百万人的生命。这项工作其实就为我们拟定了发展生命科学新赛道的参照，覆盖全链条的产业政策、专项资金与政府多部门的协调联动，推动科技创新引领产业创新。

----

① 郑玉果，陈代杰，朱宝泉. 新药研发中的 me-too_me-better_me-new［J］. 中国新药杂志，2009, 18 (3).

参 考 文 献

［1］罗梓超，李荣，董晓晴.中美生命科学科研现状对比研究［J/OL］.科技智囊，2021(9)：69-76. DOI：10. 19881/j. cnki. 1006-3676. 2021. 09. 09.

［2］徐涛.推动生命科学创新开辟未来产业新赛道［J］.前进论坛，2024(4)：54-56.

［3］钟文艳.美国生命科学产业发展经验及启示［J］.全球科技经济瞭望，2018，33(6)：11-18.

居家社区机构养老多主体协同治理机制研究

邢赵婷　　钟若愚

（山西财经大学经济学院，山西太原 030006；

深圳大学经济学院，深圳大学人口研究所，广东深圳 518000）

摘要： 中国人口老龄化问题日益严峻，2023 年末，我国 60 岁及以上人口超 2.97 亿，其中，65 岁及以上人口超 2.17 亿。面对这一挑战，中国已形成 "9073" 养老格局，90% 的老年人依赖居家和社区养老。然而，当前养老服务存在专业性不足、资源碎片化、供需不匹配等问题，尤其是居家养老与机构养老之间的协同不足。因此，本文通过构建理论模型和分析养老服务协同治理体系，阐释了居家、社区、机构养老在功能定位和动力机制上的互补关系，并提出通过技术进步、政策支持和多方协同治理，实现养老资源的整合和服务供给的优化，确保老年人享受高质量的养老服务。

关键词： 居家社区机构养老融合发展；人口老龄化；资源整合；协同服务

一、引言

在面对全球老龄化的挑战时，构建一个协同发展的养老服务体系成了多国政府和社会的重点议题。根据我国第七次人口普查数据，2023 年末，我国 60 岁及以上人口超 2.97 亿，其中，65 岁及以上人口超 2.17 亿[①]。与此同时，根据 2015 年的老年人生活状况抽样调查，失能及半失能老年人数量高达 4063 万，占老年总人口的 18.3%[②]。这一背景下，绝大多数具备自

[①] 国家统计局（https://www.stats.gov.cn/xxgk/jd/sjjd2020/202401/t20240118_1946711.html）公布的数据。

[②] 央广网（http://old.cnr.cn/2016csy/gundong/20161010/t20161010_523186698.shtml）公布的第四次中国城乡老年人生活状况抽样调查成果。

理能力的老年人仍旧需要居家养老服务。当前，我国已形成"9073"格局①，即90%的老年人通过居家养老、7%的老年人通过社区服务养老、3%的老年人通过机构养老，但这种模式在实践中常被误解为三者独立发展，养老服务的需求与供给之间仍存在显著差距。居家养老服务虽然覆盖率超过70%②，但专业性不足，资源碎片化严重。在机构养老方面，床位空置率超过50%，显示出机构养老资源配置效率低下。政府在居家与社区养老建设上的支持力度远不及机构养老床位建设，导致养老资源的再次闲置和碎片化，养老服务各自为政、缺乏协同。

自2013年国务院发布《关于加快发展养老服务业的若干意见》起，政策明确要求统筹居家、社区与机构养老服务的发展③。党的十九届四中全会进一步强调了建设医养结合、康养融合的养老服务体系的必要性。党的十九届五中全会将积极应对人口老龄化上升为国家战略，提出构建居家、社区和机构协同的养老服务体系，旨在通过社会治理创新，提升养老服务质量和效率，确保广大老年人享受到更安全、舒心、有品质的养老服务。2021年，中共中央、国务院《关于加强新时代老龄工作的意见》提出创新居家社区养老服务模式，推动专业机构服务向社区、家庭延伸。

本文构建了一个居家、社区、机构协同发展的养老服务体系理论模型，并深入分析了协同治理框架下各组因素的互动关系，提出优化养老服务供给、提高服务质量的具体策略和建议。

二、养老服务协同治理体系的融合逻辑

养老服务协同治理体系的融合逻辑体现了我国在应对人口老龄化过程

---

① "9073"指老年人采取居家、社区和机构养老的占比分别为90%、7%与3%，与"9064"类似。

② 李立国．我国居家养老服务覆盖率达7成［EB/OL］．http：//www.gywb.cn/content/2014-12/28/content_2122041.htm．

③ 中央人民政府网（http：//www.gov.cn/xinwen/2019-11/05/content_5449023.htm），中国共产党第十九届中央委员会第四次全体会议通过《中共中央关于坚持和完善中国特色社会主义制度 推进国家治理体系和治理能力现代化若干重大问题的决定》。

中逐步形成的系统性战略。在这一融合过程中，功能定位是关键。居家养老以维持老年人独立性为目标；社区养老通过增强社会参与感和提供基础医疗服务，进一步补充居家养老的不足；机构养老承担着为无法自理的老年人提供专业照护的职责，三者的融合发展形成了一个连贯且互补的养老服务体系。因此，我们可以通过分析居家、社区、机构养老在不同历史时期的演化历程与功能定位，深入理解我国养老服务体系在协同治理中的融合逻辑。同时，通过探讨推动这些养老模式融合发展的动力机制，揭示社会老龄化、技术进步以及政策支持如何在不同层面促进养老服务的协同发展。

（一）演化历程：具有融合发展的趋势

居家社区机构养老融合发展的历程体现了我国养老服务体系不断适应社会发展和人口老龄化挑战的努力。从 2000 年开始，重要的政策文件陆续明确了以居家养老为核心、以社区养老为依托、以机构养老为补充的发展方向，展现了政策层面对于养老模式多样化和层次性的认识。

特别是 2000 年《关于加强老龄工作的决定》首次提出建立多层次养老服务体系的构想，强调了老年人的物质和精神生活需同时得到改善。此后的政策，如 2006 年的《关于加快发展养老服务业的意见》和各地根据自身特点逐步形成的"9073"上海模式、"9064"北京模式、"9055"武汉模式等，都在实践中探索和推动了这一理念的具体实施。

2008 年的政策部署进一步强化了社区服务的重要性，2011 年的"十二五"规划和养老服务体系建设规划均强调了居家、社区与机构三者的互补性。2013 年和 2014 年的政策文件继续强调这一战略方向，加强了对养老机构延伸服务的支持，推动了服务的深度融合。

到"十三五"期间，政策从"机构为支撑"向"机构为补充"转变，更加注重居家和社区养老的角色，这标志着对机构养老功能和定位的重要调整，以适应社会对高质量养老服务的期待。2019 年的政策文件首次明确提出居家社区机构养老融合发展的具体要求，显示了政策制定者对于整合资源、提升服务效能的明确方向。此外，"十四五"规划和 2035 年远景目标的提出，将居家社区机构养老的协同发展上升到国家战略层面，旨在更好地利用各类养老资源，优化服务供给，确保老年人的生活质量和幸福感。

通过这一系列政策的演变和深化，可以看出我国对于居家社区机构养老融合发展的持续推进和重视，不仅反映了政策的逐步成熟和完善，也展示了对未来养老服务模式发展的前瞻性规划和布局。

（二）功能定位：具有融合发展的基础

在推动居家、社区和机构融合发展的过程中，功能定位起着核心作用，确保了每个环节能够互补、相互支持，形成一个连贯的养老服务体系。这种融合发展的基础不仅反映在服务提供方式的多样性上，还体现在能够满足老年人不同需求和偏好的服务策略上。

居家养老的功能定位在于保障老年人能在熟悉的家庭环境中尽可能长时间地生活，提供基本的生活照护和健康监测，同时，通过科技手段如智能家居系统增强其安全感和生活便利性。这种模式的优势在于能够维护老年人的独立性和隐私性，减少他们因环境改变带来的心理压力。

社区养老的功能则更加聚焦于构建老年人的社会网络和提供日常活动与互动的平台。社区养老中心通过举办各类文化、娱乐和教育活动，不仅丰富老年人的精神生活，还促进他们与社区内其他居民的交流与互动，从而增强他们的社会参与感和归属感。社区养老服务还包括一些基础医疗服务和康复服务，使老年人在日常生活中能够获得方便快捷的医疗支持。

机构养老则承担起为无法完全自理或需要高强度照护的老年人全面服务的职责。机构养老强调专业化和系统化的护理服务，包括高级医疗设备的使用和专业医护人员的照护，确保老年人的健康和生活质量得到最大限度的保障。此外，机构内还应提供适宜的社交活动和心理支持服务，以应对老年人可能面临的孤独和心理压力。

（三）动力机制：具有融合发展的需要

在居家、社区和机构融合发展的养老服务体系中，动力机制的建立是确保各个部分有效协同工作的关键。这种融合发展的需求源于多方面的社会动态和个体需求，需要通过创新的政策、技术和管理方法来推动。

社会老龄化的加速带来了对养老服务需求的剧增，这不仅包括数量的增加，也包括服务质量和多样性的提升。为了应对这种挑战，传统的养老服务模式已不再能满足老年人的需求，必须通过居家、社区与机构的融合发展来构建一个更为灵活和全面的服务体系。这种融合可以最大化资源的利用效率，比如，通过社区服务中心来缓解机构养老的压力，或者利用居家养老来维持老年人的独立性和舒适性。技术进步为养老服务的融合发展提供了新的可能性。现代信息技术，如物联网、大数据和人工智能，能够对老年人的健康状况进行实时监测和分析，提供个性化的健康管理方案。同时，技术的应用也使服务提供更为便捷，如远程医疗和在线健康咨询，可以使居家养老的老年人享受到与机构养老相仿的医疗服务。

政策推动是实现融合发展的另一个关键动力。政府可以通过立法和政策支持，如提供财政补贴、税收优惠等措施，激励养老服务的多元化和高质量发展。此外，通过公私合作模式，引入私营部门的创新资源，进一步提升养老服务的效率和覆盖范围。

通过这种战略性的融合与协同，可以实现养老服务的优化，确保每一种养老模式都能在更大范围内发挥其独特的优势，共同构建一个更加完善和可持续的社会养老服务体系。

三、居家、社区、机构协调的养老服务体系理论模型构建

强化社会组织在养老服务中的角色是创新社会治理体制的关键部分，它不仅促进社会组织的发展，还响应养老服务供给侧结构性改革的需求，与国家治理体系和治理能力现代化的目标相契合。为了更好地阐释社会组织如何有效参与养老服务，本文将从模型要素和模型构建两个方面进行探讨。

（一）模型要素

构建一个居家、社区、机构协同的养老服务体系理论模型涉及多个关键要素，这些要素必须综合考虑以确保模型的有效性和实用性。首先，基础要素是服务的无缝衔接。居家养老应提供基本的生活支持和初级医疗服务，使老年人能在熟悉的环境中尽可能长时间地生活；社区养老扩展这一服务，增加如康复、休闲和社交活动等，旨在提升老年人的生活质量并预

防孤立感；机构养老提供专业医疗护理和全面的生活照料，特别是针对那些患有严重疾病或日常生活完全不能自理的老年人。

其次，技术的融入是现代养老服务体系的又一关键要素。通过利用智能家居技术、远程医疗服务和数据管理系统，可以极大提高服务的效率和响应速度。技术不仅能帮助监测老年人的健康状态，还能促进信息的流通与共享，保证各个服务层级之间能够快速准确地交换信息。

再次，协同机制是理论模型中不可或缺的部分。需要建立一个跨部门和跨层级的协同体系，确保政策制定、资源配置和服务提供之间的一致性与连贯性。这种协同机制应当包括定期评估和反馈环节，以便根据实际运行情况调整策略和流程。

最后，人文关怀是贯穿整个养老服务体系的核心要素。服务设计必须以老年人的需求和尊严为中心，确保每项服务都是以提高老年人生活质量为目的。这要求从政策到实践每个环节都考虑到老年人的感受和偏好，同时，也需要培训专业的养老服务人员，以人文关怀为核心，提供温馨、尊重和理解的服务环境。

通过这样综合性的考虑和设计，一个居家、社区、机构协同的养老服务体系理论模型能够有效地满足老年人多样化的需求，提升整个社会的养老服务水平。

（二）模型构建

在构建一个本土化的养老服务资源配置理论模型时，理解三个关键层级：资源供给层、资源配置层和资源接收层，是至关重要的。通过这种分层方法，我们可以更细致地分析和优化整个养老服务体系的运作，确保养老服务资源能够高效、公平地分配与使用。

资源供给层是养老服务体系的基础，它由政府、市场、社会组织及家庭构成。这一层的多元化供给主体保证了养老服务资源的丰富性和多样性。政府通常负责制定养老服务的政策框架并提供资金支持，也可直接提供某些基本养老服务；市场则通过商业机构提供更多样化的服务，如高级护理服务和技术支持；社会组织往往填补市场与政府服务之间的空白，提供定制化和社区基础的服务；而家庭则是传统的养老服务提供者，主要负责日常照料和情感支持。

资源配置层扮演着极其关键的角色，它位于资源供给层和资源接收层之间，负责调配和优化资源流向。这一层的主要任务是确保养老资源从供给层有效、公平地流向接收层，即老年群体。资源配置的效率直接决定了养老服务的覆盖面和质量。在资源配置层，政策制定者需要设计和实施各种机制，如资金流动的指导、服务质量的监控标准和资源分配的优先顺序，以确保资源能够根据老年人的需求和地区特性进行合理分配。

资源接收层包括所有接受养老服务的老年人群体。在这一层级，老年人的需求和反馈是关键，因为它们直接影响服务的接收效率和效果。资源接收层要求养老服务设计者和提供者深入了解老年人的具体需求，包括健康状况、生活习惯、文化偏好等因素，以便更精准地调整服务内容和方法。

通过图 5.1 这样的分层模型，我们能够更清楚地识别各层级之间的相互作用和潜在的矛盾点，从而通过政策调整和资源重组，提高整个养老服务体系的效能和响应性。这种综合分析理论与实践的结合，旨在构建一个更加完善和有效的本土化养老服务体系，满足不断变化的社会需求和有效应对老年人口的增长挑战。

四、协同治理组成因素之间关系分析

协同治理被定义为"通过多元主体的平等参与、协同合作、有序竞争寻求有效治理结构的过程"。这一治理理论的核心特征在于"协同"（竞争与协作），同时也包括了多方沟通协商的过程。在居家、社区、机构协调养老服务中，协同治理也是一个多元主体相互沟通、平等参与、协商反馈的过程。在整个运营过程中，不同方的关系和作用在养老协同治理机制的框架中得以体现。因此，我们可以通过分析两个重要的过程来理解各部分之间的关系：养老问题多方协同反馈过程，以及养老产品和服务供需反馈过程。

（一）养老问题多方协同反馈过程

反馈过程在养老治理中涉及多方协同，包括政府等管理部门、养老居民群体、营利性组织、非营利性组织以及智慧平台。因此，协同关系主要发生在这几方之间，具体反馈过程如图 5.2 所示。

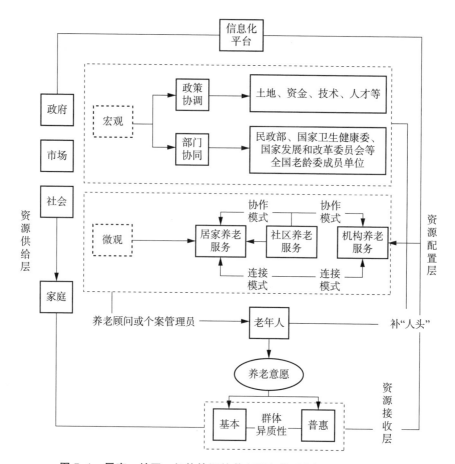

图5.1 居家、社区、机构协调的养老服务体系资源配置理论模型

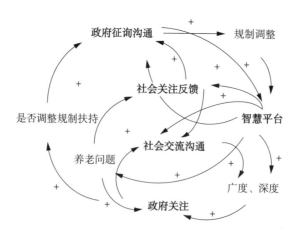

图5.2 养老问题多方协同反馈过程

在养老问题的多方协同反馈过程中，各主体通过紧密合作和信息共享，形成了一个动态而有效的反馈机制，旨在及时识别并解决养老服务中的问题。这个过程不仅涉及政府、养老服务提供者、社区组织和技术平台之间的协调，还包括老年人群体及其家属的积极参与，从而确保资源的合理配置与服务的优化。

信息收集与初步分析是反馈过程的起点。通过智能设备、健康监测系统、社区调研等多渠道收集的信息，相关主体能够迅速了解老年人的健康状况、服务需求和生活环境。政府部门、养老机构和社区组织在分析这些数据后，会识别出最紧迫的问题，并基于问题的紧迫性、影响范围和资源可用性，设定解决问题的优先级。在优先级设定后，各主体开始采取具体行动。政府可能会出台新的政策或调整现有政策，以迅速应对迫在眉睫的养老问题。社区组织和养老服务提供者则会优化服务流程，增加服务覆盖面，或改善设施条件，以更好地满足老年人的需求。同时，技术平台通过实时监控老年人生活和健康状况，及时反馈异常信息，确保服务提供者能够迅速响应并进行必要的调整。在实施行动方案的过程中，各主体持续监测措施的执行效果，并根据实际情况进行动态调整。例如，如果某项措施在执行过程中未达到预期效果，或者老年人反馈存在新的需求，决策者可以迅速调整策略或引入新的资源。这种灵活的反馈机制使养老服务体系能够保持高效运作，及时应对不断变化的挑战。

此外，多方协同反馈过程还通过公众参与进一步增强决策的透明度和服务的针对性。老年人及其家属通过意见征集、社区会议等渠道，直接参与养老服务的反馈和改进过程，这不仅提升了公众对养老政策的信任度，也使服务更加贴近实际需求。

（二）养老产品和服务供需反馈过程

在养老产品和服务供需反馈过程中，市场需求和服务供给之间的动态平衡扮演着关键角色。随着人口老龄化的加剧，老年人对健康管理、生活照护、社交活动等方面的需求不断增加且日益多样化。这种需求的变化不仅推动了养老服务市场的发展，也促使各方力量参与其中，以更好地满足老年人的需求。

供需反馈过程的起点通常是老年人群体的实际需求，这些需求通过日常反馈、社区调研和健康监测系统等多种途径被收集与分析。这种信息收集的多样性和及时性，确保了服务提供者能够准确了解老年人群体的需求。例如，智能健康设备、居家护理服务和社区活动等方面的需求增加，推动了市场上相关产品和服务的创新与扩展。营利性组织尤其敏锐，它们会积极开发新产品，优化服务流程，以抓住市场机遇。

市场并非总能有效满足所有需求，尤其是一些经济能力较弱或具有特殊需求的老年人群体。这时，政府的政策干预显得尤为重要。政府通过制定政策、提供财政补贴或税收优惠，鼓励更多的市场主体进入薄弱领域，确保养老服务的公平性和普惠性。例如，针对低收入老年人的医疗补贴或社区养老中心的建设补贴，都是为了填补市场的空白，确保基本养老服务的覆盖和质量。

除了市场和政策的共同作用，老年人及其家属的反馈在这一过程中也起着至关重要的作用。服务提供者根据这些反馈不断改进和优化产品与服务，以提高用户满意度。这些反馈包括对服务质量、价格合理性、可及性等方面的意见和建议。这一反馈机制确保了服务能够随着需求的变化进行调整和提升。例如，如果某种服务受到广泛好评，市场可能会迅速扩大其供应；如果某种服务频繁收到负面反馈，服务提供者可能会进行整改或逐步淘汰该服务。

政府同样会依据市场反馈来评估政策的效果，调整和优化现有的政策框架。例如，如果某项养老补贴政策在实施过程中效果不如预期，政府可能会调整补贴标准或重新分配资源，以确保政策能够真正惠及需要的老年人。此外，政府还可能通过立法或行政手段规范市场行为，防止市场竞争过度或资源配置不合理，从而损害老年人的利益。具体关系如图5.3所示。

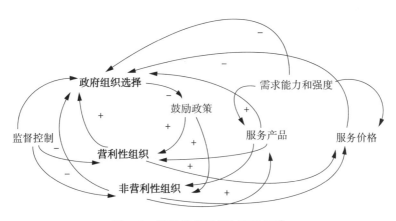

图5.3 提供养老服务和产品反馈

这种供需反馈的动态过程，最终形成了一种稳定的平衡机制。市场的快速反应和政府的政策支持共同促进了养老服务的创新与完善，确保了老年人群体能够享受到高质量的服务。同时，非营利组织在这一过程中也发挥了重要作用，它们通过填补市场与政府服务之间的空白，为特定群体提供定制化的养老服务，进一步完善了整个养老服务体系。在这个系统中，各方之间相互依存，通过协同合作实现了养老服务的优化和充分供给，从而实现了居家、社区、机构协调养老的可持续发展。

（三）养老协同治理机制框架结构

根据以上分析，养老协同治理的框架结构包括约束机制、运行机制和动力机制。这三个机制共同构成了养老协同治理的整体机制。由于这是协同治理，约束机制、运行机制和动力机制都需要具备协同功能。整个框架结构中除了这三大机制，还包括隐含其中的多方协同系统，用以实现协同治理秩序中各部分之间的关系，具体结构如图5.4所示。

如图5.5所示的关系分析，养老协同治理的主体包括政府管理部门、营利性组织、非营利性组织、智慧平台组织和养老居民。为了实现养老协同治理的运行，构建了整个框架。在这个框架中，运行机制处于核心地位，而动力机制和约束机制则是为了服务于运行机制而存在的。

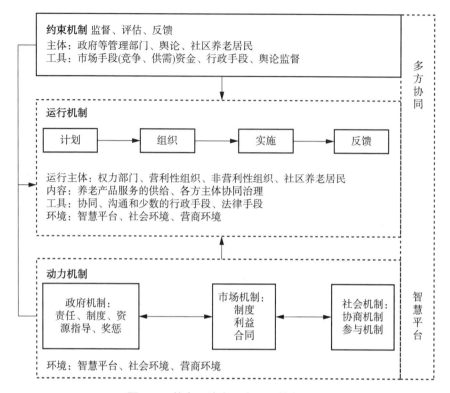

图5.4 整个系统中三大机制基本结构

五、结语

在经济全球化与技术进步的大背景下，中国面临的老龄化挑战不仅是人口数量的增加，更是对现有社会保障体系和养老服务模式的严峻考验。通过回顾历史政策的演变和功能定位的深入分析，可以看出居家、社区与机构养老服务的融合发展不仅是解决当前养老服务供需矛盾的必要之路，更是适应未来人口结构变化、提高老年人生活质量的重要手段。未来的发展需要在政府、市场和社会力量之间建立更加紧密的协同关系，并通过技术创新和制度完善，实现养老服务的精细化与可持续性发展。在这个过程中，人文关怀和服务的个性化将成为提升养老服务质量的关键，而协同治理机制的建立与优化，将是确保这一目标实现的根本保障。

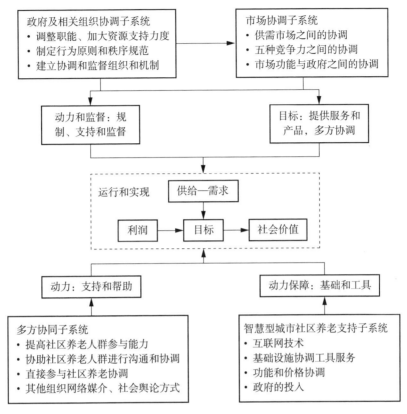

图5.5 多方协同系统组成结构

参考文献

[1]曹冲. 城市社区居家养老模式的发展困境及对策[J]. 南京工程学院学报(社会科学版), 2011, 11(4): 6-10.

[2]陈功, 赵新阳, 索浩宇. "十四五"时期养老服务高质量发展的机遇和挑战[J]. 行政管理改革, 2021(3): 27-35.

[3]陈伟涛. "和而不同": 家庭养老、居家养老、社区养老和机构养老概念比较研究[J]. 广西社会科学, 2021(9): 144-150.

[4]陈友华. 居家养老及其相关的几个问题[J]. 人口学刊, 2012(4): 51-59.

[5]刁鹏飞, 臧跃, 李小永. 机构养老的现状、问题及对策: 以上海市为例[J]. 城市发展研究, 2019, 26(8): 98-103.

[6]高传胜. 社会企业与中国老龄服务供给[J]. 社会科学研究, 2015(3):

115-120.

[7]王碧英.城市居家社区养老服务的现实困境与对策研究[J].湖北经济学院学报(人文社会科学版)，2018，15(7)：65-67.

[8]龚静怡.居家养老—社区养老服务：符合中国国情的城镇养老模式[J].河海大学学报(哲学社会科学版)，2004(4)：72-74.

[9]辜胜阻，吴华君，曹冬梅.构建科学合理养老服务体系的战略思考与建议[J].人口研究，2017，41(1)：3-14.

[10]李静.福利多元主义视角下社会企业介入养老服务：理论、优势与路径[J].苏州大学学报(哲学社会科学版)，2016，37(5)：9-15.

[11]陈功，赵新阳，索浩宇."十四五"时期养老服务高质量发展的机遇和挑战[J].行政管理改革，2021(3)：27-35.

[12]魏嫚，季六祥.中国特色养老模式：借鉴、试点与重构[J/OL].财经理论研究，2020(3)：50-61.DOI：10.13894/j.cnki.jfet.2020.03.004.

[13]李娜.新时期机构—社区—居家一体化养老服务模式的构建路径探索[J].经济论坛，2021(7)：139-142.

[14]李俏，许文.农村养老服务供给侧改革的研究理路与实现方式[J].西北人口，2017，38(5)：51-57.

[15]李翔.社会嵌入理论视角下城市社区居家养老问题研究[J].广西社会科学，2014(4)：131-134.

[16]同春芬，汪连杰.福利多元主义视角下我国居家养老服务的政府责任体系构建[J].西北人口，2015，36(1)：73-78+84.

[17]穆光宗，姚远.探索中国特色的综合解决老龄问题的未来之路："全国家庭养老与社会化养老服务研讨会"纪要[J].人口与经济，1999(2)：58-64+17.

[18]穆光宗.我国机构养老发展的困境与对策[J].华中师范大学学报(人文社会科学版)，2012(2)：31-38.

[19]穆光宗.中国传统养老方式的变革和展望[J].中国人民大学学报，2000(5)：39-44.

《中国健康经济评论》征稿启事

　　《中国健康经济评论》是深圳市应用经济研究会、深圳大学人口研究所、综合开发研究院（中国·深圳）公共经济研究所联合主办，且在个体化细胞治疗技术国家地方联合工程实验室、深圳高技术产业创新中心生物经济研究所等单位支持下创办的，旨在对健康经济理论、中国健康经济发展状况进行理论探索和实证研究，以实现促进学术进步和服务中国健康经济发展的双重使命。

　　《中国健康经济评论》将秉承开放发展的理念，为有关健康经济发展的理论与实践研究提供专业学术平台，使关注中国健康经济发展的学者和业界专家能够及时获得相关最新学术信息，并开展学术对话和讨论。

一、栏目设置

　　栏目主要分"健康经济探讨"和"健康经济观察"两大类。真诚欢迎学者和业界专家赐稿。

（一）健康经济探讨

　　概念演进：重点发表与健康经济相关的、战略性和理论性较强的学术论文或评述译介，本栏目旨在为中国健康经济发展的实践提供理论支持。

　　理论分析：发表研究健康经济发展的学术论文。本栏目旨在展现相关专家学者对健康经济理论的认识和判断，加深对健康经济议题的认识和了解，推动学界就健康经济发展进行对话。

　　热点探索：对与健康经济发展相关的热点问题进行研究，本栏目旨在及时交流探讨相关学术状况和研究进展。

（二）健康经济观察

产业发展：本栏目将聚焦与健康产业发展密切相关的议题，分析产业发展的最新动向。

区域研究：本栏目将综述国内外健康经济区域发展的新进展、新问题、新趋势。

政策思考：本栏目为政府、学界和商业企业专家对健康经济发展政策分析、具体项目的案例评估与分析。

二、来稿要求

来稿应包括：中英文篇名、中英文提要、中英文关键词、赐稿者的中英文姓名、联系方式和稿件正文。如系第一次投稿，请附个人信息，包括：真实姓名、所属学术机构、职称及职务、通讯地址、邮编、电话、传真以及电子邮箱地址等联系方式。

对来稿实行同行评议的双盲审稿，采取编辑部初审、编委（专家）复审、编委会定稿的三审制；经审核拟征用的稿件，请修改整理后提交定稿。编辑部有删节权，如不愿删改，请于来稿中注明。来稿发表与否，将于3个月内予以回复。限于人力，稿件恕不退还，请特别注意自留稿件副本。来稿一经采用，奉上适当稿酬并赠送样书2本。稿件中的论点仅代表作者个人观点，作者文责自负。

请勿一稿多投。文章一经发表，版权即归"深圳市应用经济研究会"和中国经济出版社所有，其后除作者、译者本人结集出版外，不得翻印、转载。

来稿请寄：深圳市南山区学苑大道1066号深圳大学丽湖校区明德楼1303室深圳大学人口研究所《中国健康经济评论》编辑部；邮编：518060；电话：（0755）26558902；邮箱：ipr@szu.edu.cn。